Infirmières et infirmiers de l'éducation nationale : une nouvelle spécialité ?

Émergences et premiers résultats de recherche

5-7, rue de l'Ecole-Polytechnique, 75005 Paris

www.editions-harmattan.fr

ISBN : 978-2-343-22662-0
EAN : 9782343226620

Sous la direction de

Muriel Frisch

Infirmières et infirmiers de l'éducation nationale : une nouvelle spécialité ?

Émergences et premiers résultats de recherche

L'Harmattan

Série 1 « Interactions et construction de savoirs »

Collection **I. D.**

Émergences, Cheminements et Constructions de savoirs

dirigée par Muriel Frisch

L'objet de la collection est d'accueillir dans un espace de confluences des travaux d'origines variées, liant la problématisation des pratiques dans les métiers de l'éducation, de la formation et de l'humain avec la construction de savoirs, en s'appuyant sur différents types de recherche.

L'enjeu de la collection, en soutenant ces travaux, est d'opérer des focus sur des processus de travail, sur des formes d'éclosions, de conceptualisation en relation avec l'éducation, les didactiques, la formation, les métiers de l'humain.

Cette collection ouvre des perspectives sur des questionnements d'acteurs à travers des interactions, des traces, des regards, révélateurs d'enjeux professionnels, d'élaborations de savoirs.

En croisant les dimensions épistémologique, praxéologique et psychologique, elle propose de nouvelles formes de caractérisation de pratiques et de savoirs. Elle tient compte de logiques de développement, d'accompagnement, d'innovation, de co-construction et dégage des éléments de savoirs qui peuvent être transposés ou contre-transposés pour faire évoluer les connaissances et les pratiques.

Elle peut donc héberger des documents de différentes natures et de contextes de production divers. Les formes de contributions originales visées sont des actes de colloques, de séminaires, de journées d'étude, des récits d'expérience, des monographies, des biographies, des thèses, des essais...

Mots clés : Information, Ingénierie, Innovation, Identité professionnelle, Confluences, Interactions, Curriculum, Didactiques, Développement, Documentation, Evolution, Education, Formation, Processus, Rapport au savoir, Recherche.

Au sein de la **Collection I. D. : Émergences, Cheminements et Constructions de savoirs**, nous proposons cinq séries.

Série 1 « Interactions et construction de savoirs »

Les confrontations d'idées, de recherches, d'expériences et les interactions, contribueront, au sein même de cette collection, à redessiner des lignes de partage ou de convergence entre des objets au travail, des réflexions pour les métiers de l'éducation et de la formation.

Série 2 « Information, Documentation et construction de savoirs »

À l'heure d'une société dite « de l'information », cette série s'intéresse à la construction de savoirs de l'information, aux passages de l'information à la connaissance. Elle accueille des travaux qui développent un traitement critique et distancié de l'information, des documents. Elle publie des recherches menées en didactique de l'information, de la documentation, en lien avec les sciences, les pratiques et les technologies de l'information, de la communication pour les métiers de l'éducation et de la formation.

Série 3 « Didactiques et construction de savoirs »

Dans une approche diversifiée, la série 3 s'intéresse à une pluralité de didactiques. Elle publie des travaux élaborés en didactique des disciplines, en didactique professionnelle, en didactique comparée, en didactique curriculaire constituant un apport pour les métiers de l'éducation et de la formation.

Série 4 « Emergences et construction de savoirs »

Cette série focalise sur des innovations décelées dans différents travaux. Il peut s'agir de nouvelles notions, de nouveaux concepts, de regards originaux sur un concept, un domaine existant ou d'une transformation qu'on lui fait subir en l'explicitant. Elle permet de valoriser des formes de créations à partir de recherches, d'analyses de l'activité, de dispositifs, de travaux pour les métiers de l'éducation et de la formation.

Série 5 « Cheminements de pensées et constructions de savoirs »

L'ouverture à des cheminements de pensées inédits, robustes parfois ou en devenir permettra ici de procéder à différentes formes de caractérisations à partir de nouvelles émergences d'idées, tout en tenant compte de leur genèse, de leur contextualisation. Cette série se focalise sur les chemins, les parcours, les développements, les transformations identitaires de professionnels, de chercheurs pour les métiers de l'éducation et de la formation.

Remerciements

Je remercie l'ensemble des acteurs impliqués et engagés dans le collectif (certains d'entre eux sont mobilisés dans le réseau de recherche IDEKI).

Je remercie les représentants des institutions le Rectorat (Madame Florence Robine Rectrice de la région académique Grand Est, chancelière des Universités), Canopé (Madame Brigitte Courbet-Manet Directrice territoriale Grand-Est, Réseau Canopé) qui a accueilli ce colloque dans ses locaux et marqué le lien important entre les pratiques professionnelles et les questions de recherches.

Je remercie, les conférenciers invités pour leurs apports et expertises sur les questions de santé et des soins : Patrick Chamboredon (Président de l'Ordre national des infirmiers), Laurent Chambaud (Directeur de l'EHESP), Loïc Chalmel (PU en SEF à l'UHA Université de Strasbourg, directeur du LISEC Alsace-Lorraine et de la collection Soins, sens, postures, pratiques aux PUL), Mabrouk Nekaa (Infirmier, conseiller technique et titulaire d'une thèse sur les infirmières de l'Education Nationale en France).

Sans oublier les enseignant(e)s-chercheur(e)s du laboratoire Cérep : Sophie Divay (MCF en Sociologie), Laurence Dedieu (MCF en Biologie et didactique des sciences et membre de la Commission scientifique UNIRés), Sébastien Thilly (Doctorant en SEF) pour leur animation des ateliers et la construction d'un regard sur le travail en atelier avec les professionnels et à partir de l'analyse des retranscriptions des interactions verbales qui ont été mises en place.

Je remercie l'infirmier et les infirmières conseillères techniques qui se sont mis en posture de recherche et qui se sont impliqués en formation-recherche pour contribuer à des constructions de savoirs en amont, au cours et en après-coup de ce colloque. À chaque fois, leurs noms seront mentionnés dans les communications en lien avec les ateliers.

Je remercie particulièrement Monsieur Paragot (responsable du master IFF), Madame Rozenn de Lavenne (infirmière conseillère technique de la Rectrice) qui ont mis en place un dispositif complexe et efficace, d'abord dans le cadre de l'académie de Nancy-Metz, puis, qui s'est étendu au Grand Est, offrant ainsi un terrain de recherches possible en lien avec les questions de l'évolution d'un groupe professionnel, celui des infirmiers et infirmières de l'Éducation Nationale. Enfin, Madame Grangé (infirmière conseillère technique du DASEN de Meurthe et Moselle) qui a accepté de rédiger avec moi la conclusion de cet ouvrage.

COMITÉ D'ORGANISATION

Rozenn de Lavenne (Infirmière, Conseillère Technique auprès de Mme la Rectrice au Rectorat de Nancy/Metz), Christine Grangé (Infirmière Conseillère Technique du DASEN 54), Franck Doguet (ICT du DASEN 55), Martine Szymkowiak (ICT du DASEN 57), Céline Lambolez (ICT du DASEN 88).

ET

COMITÉ SCIENTIFIQUE

Muriel Frisch (PU en SEF à l'URCA, Cérep), Sophie Divay (MCF en Sociologie à l'URCA, Cérep), Laurence Dedieu (MCF en Biologie à l'URCA, Cérep, correspondante du réseau des universités pour l'éducation à la Santé), Sébastien Thilly (Doctorant en SEF à l'URCA, Cérep), Jean-Marc Paragot (Responsable du master IFF).

NOS PARTENAIRES

Introduction générale :

Une recherche-action-formation collective et collaborative abordée par la voie du développement

Muriel FRISCH
PU en Sciences de l'Education et de la Formation
Directrice du CEREP Unité de Recherche 4692

J'ai été sollicitée par Jean-Marc Paragot et Rozenn de Lavenne pour être en quelque sorte la garante scientifique du travail mené avec un groupe de professionnels constitué majoritairement d'infirmières de l'Éducation nationale, ayant une responsabilité et contribuant à l'accompagnement de collègues qui se sont mis en *Réflexivité* et en *Posture de recherche*.

Depuis 2009 des infirmières et des infirmiers de l'Éducation nationale de l'académie de Nancy-Metz se sont formés à l'analyse de pratiques professionnelles à visée réflexive et ont généré en leur sein quatre équipes (une par département) d'animatrices d'AAPP qui animent les ateliers au profit d'un nombre grandissant de pairs.

Comme le développeront Jean-Marc Paragot et Rozenn de Lavenne lorsqu'ils présenteront la façon dont ils ont conçu le dispositif, en effet six journées de séminaires de travail en *Posture de recherche* ont été programmées.

Nous avons mené un travail d'explicitation de ces pratiques pour accompagner la professionnalisation du métier des acteurs/actrices. Au fur et à mesure de nos rencontres et avec pour visée l'organisation de ce colloque les questions fondamentales qui se dégageaient étaient : Quelles seraient les spécificités de cette profession organisée entre le « cure et le care » (soigner / prendre soin) ? Comment aller au-delà des représentations ancrées, par exemple celle de penser que les infirmières de l'éducation nationale ne soignent pas ? En quoi les soins peuvent-ils être thérapeutiques dans l'éducation nationale ? Quel est aujourd'hui l'objet de la relation professionnelle entre l'infirmier et l'enfant ou le jeune adulte en développement et quelles sont les formes d'activités qui en découlent ? Comment tenir compte des évolutions nécessaires dans une Ecole qui se veut inclusive et bienveillante ?

Nous connaissons l'importance de la nécessaire prise de distance, l'importance de se fabriquer des éléments de compréhension pour analyser ses propres pratiques professionnelles et « pour mieux y revenir ». C'est donc cette mise en mouvement professionnelle qui a été impulsée en collectif pour essayer d'outiller la pensée et de proposer des éléments de caractérisation, de spécialisation de la profession d'une infirmière, d'un infirmier de l'éducation nationale.

Il faut souligner que nous sommes également dans un contexte de double prescription celui de la Santé et celui de l'Education Nationale et qu'il n'est pas simple de faire évoluer une profession en tenant compte de cette réalité.

Les visées dans ce travail sont donc plurielles. Elles sont de nature formatrice, réflexive, de recherche et de développement professionnel. Il s'agit de **rendre visible** la spécialité, les spécificités, une culture des infirmières scolaires « entre le cure et le care » ; de **rendre visible** des pratiques effectives, des dispositifs, des formes « d'efficacité réflexive », des constructions de savoirs, des questionnements à partir de traces de l'analyse des pratiques, de l'activité, des compétences particulières, spécifiques et d'autres plus transverses autour du « prendre soin ».

L'enjeu de cette recherche est de comprendre et d'analyser en quoi les ateliers d'analyse de pratiques professionnelles ont engagé un processus réflexif. À partir du partage d'expériences réflexives, de l'analyse du Faire des acteurs et du champ des didactiques, il s'agit de faire évoluer les dispositifs de formation proposés, de caractériser l'organisation du travail collectif et d'étayer « en méta » certaines entrées comme celle d' « efficacité réflexive », et, de « contre-transposition » au regard des pratiques de ce groupe professionnel

Ce colloque est l'occasion de faire le point sur l'évolution des réflexions en cours, il propose un moment réflexif, partagé entre la recherche, les pratiques professionnelles et la formation, sur des questionnements d'acteurs à travers des conférences, des interactions, des traces, des regards. Il débouche sur cette publication scientifique. Il est conçu comme un espace de travail qui lie la recherche aux dimensions de l'activité professionnelle réelle dans une lignée interdisciplinaire et multi-référentielle.

Il nous faut préciser que les conférences des invités sont des retranscriptions des communications orales telles qu'elles ont été proposées le jour de la manifestation. Alors que les autres chapitres ont fait l'objet d'un travail d'écriture en après coup, à partir des travaux menés dans les différents ateliers.

Conférences d'ouverture et des invités.

Travailler en contre-transposition pour construire des savoirs et développer des formes d' « efficacité réflexive » un moyen de contribuer à l'évolution des pratiques professionnelles

Muriel Frisch
PU en Sciences de l'Education et de la Formation à l'Université de Reims Champagne-Ardenne/INSPÉ. Responsable scientifique IDEKI.
Muriel.frisch@univ-reims.fr

Professionnalisation, développement professionnel

En 2012, nous avions organisé avec le réseau IDEKI, dans le cadre du laboratoire LISEC, un premier colloque et nous avions invité Richard Wittorski (2013)[1], pour nous éclairer sur le sens du mot « professionnalisation ».

Pour lui la professionnalisation est d'abord une intention sociale de développement des compétences qui apparaît en lien avec plusieurs évolutions fortes de nos environnements : des évolutions législatives, par exemple avec la loi de 2004 et

[1] Wittorski, Richard. (2013). Quelques spécificités de la professionnalisation aux métiers de la relation In Frisch, Muriel (Dir.). *Didactiques et métiers de l'humain et de la relation*, p.179-188. Paris : L'Harmattan.

la « formation tout au long de la vie », des mutations socio-économiques (flexibilité, adaptabilité), des métiers en évolution ou en émergence avec un débat fréquemment observé entre militantisme et professionnalisation.

Il nous expliquait que professionnalisation vient de « profession », une profession évoquant de façon positive une organisation autonome en groupe professionnel et la création d'associations professionnelles ; la formalisation de l'activité et l'obtention d'autorisation d'exercer, une reconnaissance des statuts, une tendance à l'universitarisation des savoirs et le suivi d'une formation longue.

Il dégageait trois sens dans les pratiques sociales d'utilisation du mot :

— Le premier sens est utilisé par les groupes sociaux qui cherchent à s'organiser en profession, il s'agit de la « professionnalisation-profession » dont l'enjeu est la « fabrication d'une profession »

— Le deuxième sens est utilisé par les organismes de formation, il s'agit de la « professionnalisation-formation » dont l'enjeu est la « fabrication d'un professionnel », par le développement des compétences des individus

— Le troisième sens est utilisé par les entreprises privées ou publiques, il s'agit de la « professionnalisation-efficacité du travail », dont l'enjeu est la recherche de « flexibilisation » des personnes par le développement d' « approches (référentiel) métiers ».

Le vocable « professionnalisation » renvoyant davantage de son point de vue au dispositif proposé aux sujets et l'expression « développement professionnel » aux dynamiques de transformation des individus dans les dispositifs. Le champ de la professionnalisation et du développement professionnel correspondant alors à la fois à *une intention de « mise en mouvement » des sujets*, un « *processus de développement d'activités* », un *processus de transaction.*

En ce qui me concerne j'articule les champs de la professionnalisation et du développement professionnel à celui des didactiques pour la construction des savoirs dans, sur et avec les « métiers de l'humain » en particulier de l'éducation, de la formation et du soin. Il s'agit de continuer à mettre l'humain au cœur des préoccupations éducatives, thérapeutiques, de formation tout en se souciant de développer des stratégies efficaces et en tenant compte de l'évolution des savoirs pour promouvoir des compétences adaptées.

La démarche de recherche-action-formation et l'approche collaborative abordées par la voie du développement

Dans une perspective compréhensive nos travaux cherchent à rendre explicite le sens que les individus donnent à leurs actions avec des concepts innovants, à repérer des émergences en lien avec des pratiques et des situations professionnelles d'éducation et de formation.

Cette démarche implique *une méthode* (Frisch, 2016, p.73-74)[2] qui consiste à instaurer :

— Une « temporalité de la recherche » (prévoir et organiser des temps de regroupement de recherche),

— Des « moments d'émergence » (laisser émerger les savoirs, les expériences, les problèmes professionnels...),

[2] Frisch, Muriel (Dir.). (2016). *Emergences en didactiques pour les métiers de l'humain.* Paris : L'Harmattan.

— Des temps d'action, de formation,

— La mise en place de feed-back réguliers avec les professionnels sur : les problèmes professionnels, les prises de conscience, le sens et la récurrence de certains mots dans les interactions verbales que nous appelons « mots concepts » dans le cours de la recherche, de cadrage théorique,

— L'intégration de concepts didactiques et autres qui peuvent servir les analyses,

— Le repérage des situations mobilisatrices de travail qui fassent sens et qui puissent être analysées et constituer des références pour procéder aux recherches,

— Le dégagement de critères d'intelligibilité de l'activité, des pratiques, « du Faire »,

— La production et la communication en impliquant les participants à la recherche,

— L'évaluation de l'action.

Avec les infirmièr(e)s scolaires qui se sont formé(e)s à l'analyse de pratiques professionnelles à visée réflexive nous sommes entrés dans une démarche de recherche, collaborative, réflexive tout en nous inscrivant progressivement dans un processus de recherche-action-formation qui questionne en même temps et ensemble, les savoirs de l'action, les savoirs sur l'action et les savoirs pour l'action puis tente d'en rendre compte.

Depuis plusieurs années, dans nos propres travaux et avec différents groupes professionnels nous analysons en « contre-transposition » les contenus des interactions produites et nous captons des problèmes professionnels, des idées, des formes d'efficacité, des émergences[3]. Nous accompagnons par la

---

[3] Frisch, Muriel (Dir.). (2016). *Emergences en didactiques pour les métiers de l'humain.* Paris : L'Harmattan.

recherche les constructions de savoirs en lien avec différentes pratiques, différents dispositifs. Nous étudions la façon dont les praticiens des « métiers de l'humain » sont confrontés à la construction de savoirs, de compétences, au « faire apprendre », à travers des nouveaux dispositifs, dans des contextes et territoires variés.

La modélisation « transposition/contre-transposition » et le concept de « contre-transposition »

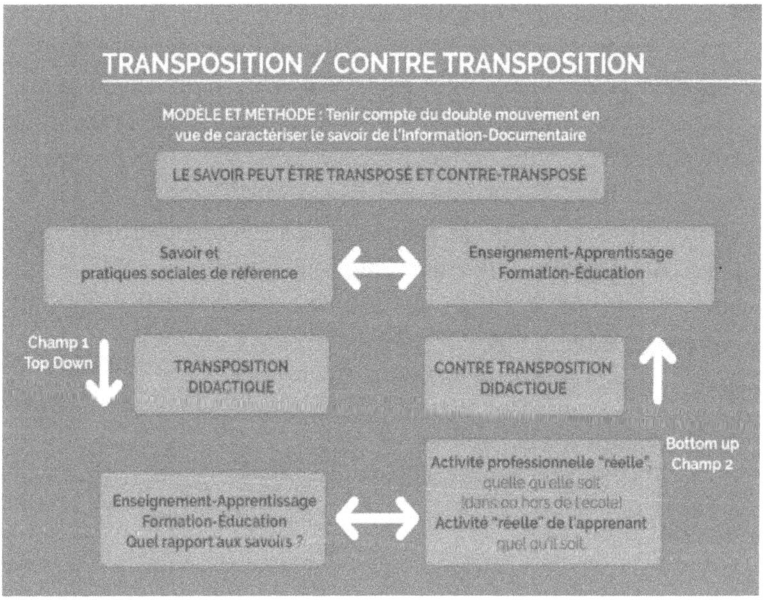

Dans une perspective didactique, les professionnels peuvent se référer au concept de transposition didactique en procédant à un ensemble de transformations adaptatives des savoirs de référence, à un travail d'appropriation d'éléments théoriques pour agir dans la pratique.

Et aussi au concept de « contre-transposition didactique » caractérisé en 2001 en lien avec un autre groupe professionnel (les professeurs documentalistes qui se posent alors des questions identitaires) et qui permet d'appréhender le milieu comme générateur de savoirs.

Autrement dit l'idée est de tenir compte du Faire et du Dire professionnels, de considérer « la réalité » de ce qui se produit effectivement dans une pratique, de l'analyser avec les acteurs concernés, en tenant compte de l'expérience pour dégager des savoirs en lien avec l'expérience, les expériences, les pratiques professionnelles. Il s'agit d'extraire les savoirs de l'action. Il s'agit de tenir compte des prescriptions mais dans une logique curriculaire qui intègre aussi une conception au niveau local avec les acteurs concernés (curriculum building, Connelly&al., 2013)[4].

Le concept d'efficacité réflexive

La diversité des situations de travail dans les organisations, en recherche et en formation pose la question de « l'agir efficacement ». Une compétence professionnelle pour contribuer à du développement professionnel ne se retreint pas à l'application d'une compétence décrétée, ni aux prescriptions des « bonnes pratiques » de façon descendante.

---

[4] Connelly, F. M., He, M. F., & Phillion, J. A. (2013). *The SAGE handbook of curriculum and instruction*. Los Angeles Calif. : Sage Publications.

Au cours de précédentes recherches et en analysant des dispositifs de formation variés nous avons pu dégager douze indices[5] pour analyser des formes « d'efficacité réflexive ».

Par exemple *passer de l'étonnement à la construction d'une problématisation* pour agir.

C'est le cas de KF qui analyse son projet de réalisation d'un référentiel bibliographique à l'égard des formateurs. Ce projet émane *d'un étonnement* en ingénierie de formation de formateurs lorsqu'elle prend conscience de l'intérêt de ne pas fournir systématiquement une bibliographie toute faite et clé en main en début de formation. Et elle s'étonne de constater au cours d'une formation avec des collègues qu'ils ne recourent pas à cette pratique. Les sujets acteurs concernés sont les formateurs du premier degré et les étudiants par rebond en aval de l'activité de formation. La professionnelle à l'époque est en cours de mastérisation en master IFF et en même temps qu'elle s'initie à la recherche propose un projet qui implique une problématisation nécessaire de la question pour proposer un dispositif approprié et transposer des pratiques de recherche. Elle est aujourd'hui en thèse.

Elle saisit donc cette opportunité pour amener ses futurs formés à réfléchir aux rapports que les formateurs entretiennent avec le savoir[6], à la place qu'ils accordent ou pas au « savoir de l'information », selon notre expression.

Autre exemple *De la distinction des savoirs pratiques et des savoirs théoriques et de la construction d'une réflexion épistémologique*.

---

[5] Frisch, Muriel. Ibidem p.56

[6] Rapport de formation dans le cadre du Master IFF à l'université de Lorraine, Sciences de l'Education, 2013-2014. Karine François est EMF Enseignante Maître Formateur pour le premier degré, conseillère pédagogique et doctorante.

Un des défis à l'heure « du tout compétence » est de ne pas renoncer à une forme de « constructivisme épistémologique » (Astolfi)[7] qui consiste à impliquer les apprenants dans l'expérience du processus d'apprentissage et envisager le recours à des concepts didactiques comme une aide à la construction et à l'analyse.

Le chercheur peut mettre en place un dispositif pour saisir des « mots-concepts » émergeant dans le « réel de l'activité » et des interactions verbales avec les acteurs concernés, et travailler le sens qu'ils prennent au cours de la recherche.

Nous avons pu ainsi repérer le « mot-concept » d'« indice de construction de professionnalité », qui a émergé au cours de la recherche, puis, en « après-coup » (Chaussecourte, 2010)[8] et en « contre-transposition » (Frisch, 2001 ; 2016) nous avons cherché à le caractériser dans le contexte d'usage (la compétence à distinguer l'élaboration d'une préparation « pour soi » ou « pour autrui » peut être un indice de construction de professionnalité).

Nous qualifions certains termes de « mots-concepts » parce qu'ils ont été saisis dans la réalité des interactions verbales entre les acteurs des recherches à des « niveaux » d'expertise et d'intentions différents et en référence à des situations particulières.

Le chercheur peut aussi capter des concepts existants, qui font autorité dans le champ, dans le moment des échanges, pour les travailler ensuite.

---

[7] Fleury, Bernadette, Billon, Éric (2010). Jean-Pierre Astolfi retrouver la saveur des savoirs et le plaisir d'apprendre à l'école [images animées]. Dijon : Educagri, DVD (45mn).

[8] Chaussecourte, Philippe. (2010). Temporalités dans la recherche clinique. Autour de la notion d'après coup. *Revue Cliopsy*, n°3, p.39-53.

Conclusion

Nous avons analysé, à travers ces différents exemples, des manifestations d' « efficacité réflexive » qui dépassent une logique stricto sensu d'application de compétences. Les acteurs sont ainsi conviés par les travaux en didactique(s) à « entrer » dans le processus de conception d'un travail « pour eux-mêmes » et « pour autrui », en réfléchissant aux différentes façons d'agir, en créant, en innovant. Chaque exemple marque le lien entre « savoir d'expérience », « savoir expérientiel » (né dans l'expérience du vécu), « savoir d'expérimentation », « savoir-concept » pour cheminer vers des formes d'efficacité en formation par le questionnement, la réflexion, l'analyse ; par le retour sur l'activité, sur la pratique, « le faire », au service des apprentissages et de leur appropriation.

Sur le plan de la recherche, nous allons donc analyser les contenus des interactions produites et capter des émergences et les constructions de savoirs en lien avec différentes pratiques, différents dispositifs en « contre-transposition », à partir de travaux préparés et présentés dans les ateliers. Nous ne perdrons pas de vue notre question fondamentale posée dans le cadre de ce colloque : qu'est-ce qui fait la spécificité, la spécialité de l'infirmière, de l'infirmier scolaire à laquelle nous pensons aussi pouvoir proposer des pistes concrètes aujourd'hui grâce au dispositif original et au travail d'accompagnement, de développement qui est réalisé à différents niveaux d'implication.

Nous proposons de nouveaux outils d'analyse, le développement de nouvelles compréhensions relatives aux situations professionnelles des groupes professionnels et des formateurs. Nous proposons de nouvelles pratiques de formations, valorisation et encouragement du travail autour des documents et des traces. Avec les professionnels, en tenant compte de leurs points de vue, de leur expérience, dans une démarche co-constructive, nous pouvons proposer de nouvelles formes de théorisation à partir des expertises professionnelles. Il s'agit de produire du développement en saisissant la complexité de l'activité, de la pratique et donc de produire des effets sur l'activité et la pratique.

Je vous souhaite à tous un très bon colloque.

Un message adressé aux professionnels de l'éducation nationale

Patrick CHAMBOREDON
Président de l'Ordre national des infirmiers

Bonjour à tous et à toutes. Ma présence ici est un message pour dire aux infirmiers et infirmières – alors ça va être très long puisque chaque fois je répète infirmiers et infirmières – de l'Éducation Nationale qui font partie de la grande famille des infirmiers et infirmières qu'ils ne doivent pas se sentir isolés collectivement. Je sais que ce sentiment d'isolement prévaut parfois et qu'il amène à être davantage sur la défensive que mû par une dynamique professionnelle. Mais ce n'est clairement pas l'optique de votre démarche ici aujourd'hui. Au travers de ce colloque, les importants travaux de réflexion que vous avez menés depuis des années – et particulièrement au travers des six dernières journées sur l'année 2018 – et dont ce colloque se veut non pas un aboutissement et un terme – parce que finalement est-ce qu'on finit de travailler un jour ? – mais un temps de synthèse réflexive pour continuer d'avancer.

Ce qui est extrêmement stimulant dans cette approche c'est qu'elle se situe au carrefour des pratiques professionnelles de la formation et de la recherche. En cela, elle valorise particulièrement l'exercice des infirmiers de l'Éducation Nationale dans toute sa singularité. Je crois que votre démarche s'inscrit parfaitement dans un moment actuel très prometteur pour notre profession – qui est celui du développement d'une véritable culture de recherche en soins et pratiques infirmières. Deux phénomènes sont actuellement en cours – vous le savez, dans l'univers des seuls infirmiers en France – et ça y contribue grandement.

Tout d'abord, je vais revenir quelques mois en arrière, et je tiens à saluer Sara qui est là aujourd'hui, qui nous a menés par sa pugnacité et ses compétences à arriver à négocier ce texte sur la pratique avancée et son avènement dans le Droit français et sa reconnaissance par un niveau master. C'est très bien que les infirmiers rentrent à l'université, et ce texte cosigné à la fois par l'Éducation Nationale et la MESRI donne un titre universitaire à ce diplôme ; c'est très important pour nous. Dans notre pays, cela constitue un changement profond dans le sens d'un décloisonnement de notre formation et de l'image de notre profession.

Pour les infirmiers de l'Éducation Nationale à la croisée des soins infirmiers et des pratiques éducatives en santé, cette évolution est riche de sens. Cependant, je ne dis pas que votre exercice soit une pratique avancée, quoiqu'il en revête certains atours. En effet la loi – dans ses définitions actuelles – ne permet pas d'inclure l'infirmier de l'Éducation Nationale en pratique avancée parce que légalement cette fonction s'exerce dans un exercice coordonné par le médecin, ce qui n'est pas du tout adapté actuellement à ce contexte scolaire. Mais je dis que l'introduction de la pratique avancée en France contribue à ce mouvement très favorable en faveur de la recherche infirmière, en faveur d'une démarche réflexive sur les pratiques professionnelles, donc d'une indéniable valorisation de l'approche infirmière et de notre profession.

Ensuite, l'intégration des formations paramédicales à l'université est un processus qui a connu une vive accélération en 2018 et qui trouvera son véritable aboutissement en 2020 avec l'avènement d'un CNU en Sciences cliniques infirmières. L'université est le lieu privilégié – vous le savez – de production de connaissances scientifiques, ce qui conduit à la construction d'une discipline. Elle fournit le cadre requis pour développer les Sciences infirmières avec le souci du maintien d'un lien fort avec la pratique et l'exercice. Vous ne vous y trompez pas, en ayant associé plusieurs représentants éminents du monde universitaire dans le cadre de vos travaux, et en ouvrant la tribune à certains d'entre eux aujourd'hui même.

L'intégration universitaire a pour nous deux maîtres-mots « décloisonnement » et « interdisciplinarité ». Là encore, je vois dans votre approche que vous avez largement pris conscience des enjeux. Dans l'exercice de cette Éducation Nationale, c'est un enjeu majeur. Mabrouk ici présent – si j'ai bien compris tout ce qu'il a écrit dans sa thèse – l'a mis en évidence, et il la présentera tout à l'heure. Les infirmiers de l'Éducation Nationale qui ont su ou pu le mieux se positionner en situation de praticiens réflexifs à l'accompagnement d'équipes et d'aide au pilotage de projets sont ceux qui sont le plus à l'aise dans leur posture, savent le mieux s'investir dans le champ de la promotion de la santé et en trouvent la meilleure reconnaissance.

Finalement la pratique, la formation et la recherche s'alimentent et s'enrichissent les unes les autres. L'enjeu est donc majeur pour notre profession et fait œuvre d'acculturation à la démarche scientifique afin d'avoir conscience de ces liens forts.

Dans le fond, quel est le but de tout ça ? Quel est le but de la recherche infirmière ? Tout simplement de contribuer à améliorer la santé dans son acception la plus large – et je retiendrais celle de l'OMS. Le lien est fort dans le champ de la mission de promotion de la santé à l'école telle que définie dans le Code de l'éducation. La recherche a une influence majeure sur les pratiques des infirmiers. C'est pour ça qu'elle doit être composante essentielle du processus de formation de la profession – formation tant diplômante que continue d'ailleurs. On sait que le sujet de la formation continue des infirmiers de l'Éducation Nationale est majeur. En tous les cas, il faut se réjouir de l'intégration des études infirmières dans l'université.

Le développement de nouveaux champs de recherche est aussi un chantier important de ce processus. L'enjeu n'est pas mince. Au-delà de l'initiation à la recherche, il faut développer des parcours dédiés pour une partie des professionnels de santé qui doivent pouvoir bénéficier du niveau Master, du niveau doctorat. Donc d'avoir des formations adaptées, mais aussi d'avoir des débouchés et une valorisation, une reconnaissance de cela.

La recherche infirmière a permis de faire évoluer notre profession dans tous les pays du monde, où les sciences infirmières constituent une discipline académique depuis des décennies on peut dire. Elle a notamment permis d'asseoir les pratiques sur des données probantes. Et dans votre champ de pratiques – celui de l'Éducation Nationale – je retiendrais Les Standards de pratiques pour l'infirmière publiés par l'Ordre du Québec – que l'on regarde souvent en référence qui – depuis 2015, sans discontinuer – a déjà proposé trois versions de ces textes. Et à cet égard, ça revêt un caractère tout à fait exemplaire, car ils mettent en évidence l'environnement complexe dans lequel évoluent les infirmiers du champ scolaire et valorisent les compétences requises notamment en promotion de la santé et en éducation pour la santé.

De tels standards – auxquels nous pourrions utilement travailler afin de les concevoir dans le contexte propre à la France et à l'Éducation Nationale – fournissent aussi à tous les infirmiers des sortes de balises – je n'ai pas trouvé d'autres termes – pour l'application concrète dans leur exercice, mais aussi les aident à se positionner favorablement dans le cadre partenarial, multidisciplinaire de la politique éducative et sociale de santé en faveur des élèves. Je vous remercie pour votre attention.

La notion de soin à l'horizon des années 2035

Laurent CHAMBAUD
Directeur de l'EHESP

Bonjour à toutes et à tous. C'est pour moi une occasion très particulière de venir à Nancy parce que – je le disais rapidement hier soir – Nancy est la ville qui a fondé la première école de santé publique en France. Je connais bien quelques personnes qui ont marqué de leur empreinte cette école de santé publique. Et je trouve que cette histoire résonne assez fortement avec les travaux que vous allez entreprendre aujourd'hui parce que cette école de santé publique a été marquée très fortement par la notion de pédiatrie sociale. Les personnes qui en sont à l'origine – je pense notamment aux professeurs Manciaux et Deschamps – ont permis de développer au niveau national et international – notamment dans le monde francophone – cette notion qui était une particularité de la santé publique « à la française ». C'est d'ailleurs dans ce contexte qu'a été aussi créé un organisme – qui a malheureusement disparu le Centre international de l'enfance. Donc pour moi, revenir dans cette ville c'est aussi reconnaître les travaux qu'ont faits mes prédécesseurs dans ce contexte, même si malheureusement cette école – telle qu'elle était présentée comme l'Ecole de santé publique de Nancy – s'est effilochée au cours du temps. Donc peut-être que pour vous toutes et tous, c'est une opportunité d'aller revisiter ce qui s'était passé et peut-être de reprendre le flambeau parce qu'il y a très peu de structures organisées en santé publique en France – et nous en avons indéniablement besoin.

Après ce petit plaidoyer nancéien, juste pour revenir sur le sujet qui m'a été proposé, c'est un exercice très difficile parce que si j'ai bien compris, vous me demandez de faire une prospective sur le système de soin et en plus à 16 ans – c'est très précis. Donc je ne sais pas exactement comment je vais le faire. D'abord parce que je n'ai pas de boule de cristal, que c'est déjà compliqué de savoir ce qu'il va se passer l'année prochaine. Mais je vais quand même peut-être essayer – d'abord dans un premier temps – de vous brosser trois ou quatre éléments forts de ce que sont pour moi les constats et évolutions dans le système – je dirais plutôt de santé que de système de soin. Et puis dans un deuxième temps, vous faire part de quelques défis que je vois et qui peuvent peut-être alimenter les réflexions que vous aurez au cours de la journée.

Le premier constat sur lequel je voudrais insister – qui est un constat en évolution et qui va continuer à l'être de manière forte– la France est assez connue dans le monde occidental comme ayant un système de soin très hospitalo-centré. C'est une des caractéristiques avec ses côtés positifs et ses côtés négatifs, mais c'est une caractéristique que nos voisins nous renvoient assez souvent d'un système qui est vraiment construit par l'hôpital. Vous ne vous souvenez pas peut-être personnellement – notamment pour les jeunes que je vois, il y en a beaucoup dans la salle –, mais c'est la loi de 1958 – dite loi Debré – qui a instauré toute cette structure hospitalière qui à l'époque était extrêmement novatrice. Mais par la suite, notre système a beaucoup souffert de cet hospitalo-centrisme. Cela dit, on voit maintenant depuis quelques années – mais je pense que c'est en train de s'accélérer – d'abord une prise de conscience de cet hospitalo-centrisme et derrière une volonté politique qui commence à s'affirmer de plus en plus sur des évolutions permettant de rompre avec cette image en tuyaux d'orgue de notre système de soin. Le plus souvent encore on est à l'hôpital, on est dans une structure médico-sociale, on est suivi au niveau ambulatoire et les liens sont très difficiles à trouver entre ces différents tuyaux.

Le mot magique qu'on a trouvé en France c'est « parcours de santé ». Je pense que vous en êtes fortement imprégnés aussi. Pour être très clair, je ne l'aime pas ce terme-là. Je ne l'aime pas quand il fait référence à l'organisation de notre système parce que les parcours à mon sens appartiennent aux personnes avant tout, et que la responsabilité des pouvoirs publics en général n'est pas d'organiser des parcours comme si on organisait la vie des gens, elle est d'offrir une réponse intégrée aux besoins. Et c'est d'ailleurs plutôt le langage que tiennent les organisations internationales et notamment l'Organisation mondiale de la santé où l'on parle de soin et service intégrés. J'avoue que pour ma part je préfère cette terminologie, mais je ne suis pas très tendance en ce moment. Parce qu'il est important pour nous de penser les façons dont les systèmes de santé se mettent en capacité d'offrir une continuité de la réponse aux besoins. Mais malgré tout, même si on utilise ces notions de parcours ici en France, on voit qu'il y a quand même cette volonté d'un décloisonnement. Cet aspect est présent maintenant dans les discours ministériels. C'est par exemple un élément qu'on retrouve à la fois dans la Stratégie nationale de santé et dans Ma santé 2022.

L'autre notion qui s'installe est la notion de territoire. Vous vous questionnerez probablement à un moment donné de ce colloque : qu'est-ce que c'est qu'un territoire, à quel niveau il opère, et comment il est mis en place et organisé ? C'est ce que nos amis québécois appellent la responsabilité territoriale en termes de santé publique. Mais je pense que cette notion – en termes de prise de conscience – viendra teinter fortement et faire évoluer cet hospitalo-centrisme à la française.

Le deuxième constat – je pense que vous n'en serez pas surpris, mais il est maintenant affirmé fortement – c'est que la prévention est le parent pauvre de notre système de santé en France. Si on regarde les chiffres de l'OCDE, nous sommes plutôt en dessous de la moyenne de la part des dépenses de santé pour la prévention, on est autour de 2,2 % depuis quelques années. Il y a des discussions sur comment on construit ce pourcentage, mais globalement je pense que personne – et c'est repris aussi par les pouvoirs publics, le gouvernement et la ministre de la Santé – personne ne remet en cause que la prévention n'a quand même pas le vent en poupe en France.

Quelle va être la situation en 2035 ? J'aurais un peu de mal à vous le dire. J'espère qu'elle va évoluer favorablement. Ce que je vois c'est que c'est très fragile la prévention. Mais dans n'importe quel pays – je prends la province d'un pays que je connais bien, le Québec, qui était phare en termes de prévention jusqu'à il y a quelques années. Cette province vit une période de régression extrêmement importante en ce moment. Son voisin qui est la province de l'Ontario, c'est encore pire. Donc la priorité pour la prévention est politiquement fragile. On le voit aussi avec un pays tout près de chez nous, mais qui a envie de rompre sinon le pont au moins le tunnel – c'est le Royaume-Uni – qui avait développé et a énormément investi en termes de prévention et qui est en ce moment plutôt dans une phase de régression. Donc la prévention en France est et, je pense, continue à être relativement peu développée. Comment elle pourra l'être ? Dans la stratégie nationale de santé, c'est indiqué de manière très explicite. Vous avez vécu aussi comme nous ce qui se passe notamment au niveau du service sanitaire et de quelques expériences de ce type. Qu'est-ce que ça va donner ? Est-ce qu'on va avoir vraiment une prévention plus affirmée ? Comment elle va être plus affirmée ? À quel niveau elle va être plus affirmée ?

Autre question à aborder : est-ce que cette prévention va être plus individuelle ou plus collective ? À mon sens, on retourne dans une phase où on entend de plus en plus que finalement ce sont les personnes qui sont seules responsables de leur santé. Cela correspond à une discussion qui a son origine dans les années 70 et un concept élaboré dans cette décennie : « blaming the victim » (blâmer la victime). Je pense que ce discours est en train de revenir fortement actuellement alors qu'on sait bien qu'un certain nombre de déterminants de la santé sont très collectifs. Donc il y a et il continuera d'y avoir un enjeu majeur à ce niveau.

Dernière question concernant la prévention : quid des inégalités ? C'est un sujet important. Il est nécessaire de rappeler que les inégalités d'accès aux soins en France – même si notre système est complexe – sont relativement maîtrisées. Par contre, le danger d'augmenter les inégalités à travers les activités de prévention est bien documenté puisqu'on sait qu'en général ces actions bénéficient d'abord aux catégories sociales les plus aisées ou à ceux qui y ont le plus facilement accès culturellement, économiquement, socialement. Donc je ne sais pas comment ça va être en 2035, mais ce sujet sera probablement encore très présent.

Le troisième constat sur lequel je souhaite insister car on ne peut plus en faire l'économie, est le suivant : quel va être l'impact de la transition technologique ? On est au début de cette évolution. On ne sait pas exactement quels impacts cela va produire. Mais cela aura des effets dans tout le système de soin et je dirais dans tout le système de santé – préventif et curatif. Comment ces outils vont remettre en cause les pratiques professionnelles, jusqu'où ? Quelles vont être les enjeux en termes d'éthique ? Jusqu'où les technologies peuvent aller ? Jusqu'où peuvent-elles remplacer l'humain ?

Pourront-elles rester complémentaires ou est-ce qu'elles remplaceront l'expertise humaine ? Et ce n'est pas uniquement dans le domaine de la santé, mais c'est un sujet qu'on retrouve dans toute la société. Quels vont être les impacts de toutes ces grandes banques de données qui se créent partout, et notamment dans le domaine de la prévention et de la promotion de la santé ? Quel va être le rôle de l'intelligence artificielle ? L'ensemble de ces évolutions va teinter très fortement les pratiques dans le domaine de l'ensemble du système de santé.

Le quatrième et dernier constat sur lequel je voudrais aussi insister – il y en a d'autres, mais il fallait bien que j'en sélectionne quelques-uns – c'est l'exercice professionnel. Quelle va être l'évolution de l'exercice professionnel ? Mon sentiment – mais je le mets en débat, car s'il y a certains faits qui me confortent dans cette assertion, il peut être tout à fait contesté – c'est qu'on assiste à une très grande transformation de l'exercice professionnel. On le voit de façon presque caricaturale avec la médecine libérale. Auparavant, il y a une trentaine d'années, il n'y avait pas de problème pour un médecin pour trouver un remplaçant. Maintenant, les médecins ne veulent plus s'installer – pour une très grande partie d'entre eux. Mais je pense que la transformation va bien au-delà de ce constat. La question est : quels sont à la fois les exigences et les environnements professionnels que souhaitent les jeunes maintenant ? Je crois qu'il y a de très grandes modifications dans les attentes et les pratiques de ces jeunes professionnels qui sont en train de se faire jour et pas uniquement en France. En 2010, la prestigieuse revue The Lancet avait publié une large étude sur la nécessaire transformation de la formation pour renforcer les systèmes de santé[1]. Il faudra donc tenir compte

---

[1] https://www.thelancet.com/journals/lancet/article/PIIS0140-6736(10)61854-5/fulltext

dans ces évolutions professionnelles du rapport avec la technologie –et en miroir du rapport avec l'humain – de la volonté de travail en équipe et en complémentarité, mais aussi de l'équilibre entre vie professionnelle et vie personnelle. Ces évolutions vont également teinter fortement notre système de santé et notre système de soin.

En 2035, si l'on tente cette prospective que vous m'avez demandé, ces quatre constats, plus d'autres que je n'ai pas mentionnés, vont contribuer à transformer notre système de santé. Car on sait par ailleurs depuis les années 1970 et les études sont extrêmement prolifiques à ce sujet - que deux transitions sont déjà à l'œuvre : la transition démographique et la transition épidémiologique, qui aboutissent à un poids accru des maladies chroniques. On le sait depuis les années 1970, mais ça n'a rien changé. Ce sont des transitions qui modifient la nature des besoins de santé des populations. Mais on assiste maintenant – et c'est ce qu'il se passe aujourd'hui – à d'autres transitions qui pèsent plus sur la nature de l'offre. Et ces transitions qui pèsent sur l'offre, elles sont au moins pour moi de trois natures. C'est une transition technologique, c'est une transition professionnelle et c'est aussi une transition démocratique. C'est-à-dire le lien entre soignant et soigné au niveau individuel, mais entre population et système de santé est en train d'évoluer. Et cet ensemble va peser pour transformer notre système de santé. Ce qui fait qu'on ne peut pas et on ne pourra pas rester dans le dispositif tel qu'il a été imaginé au sortir de la guerre pour notre système de santé.

À ce moment de mon intervention, je me permets de faire un focus sur mon regard spécifique en tant que directeur de l'École des Hautes Études en Santé publique. Tout d'abord insister sur le fait que nous sommes une école de santé publique. Une rareté dans le paysage français. Mais, de plus, nous sommes une école de santé publique particulière parce que nous avons deux valences, l'une académique et l'autre professionnelle, ce qui est à mon sens une richesse – même si certains y voient une difficulté, moi j'y vois une richesse. Disons que nous devons composer avec une difficulté source de richesse. Notre Ecole participe à la formation des médecins de l'Éducation Nationale. Donc c'est un sujet aussi – les défis de la santé publique les publics spécifiques que constituent les enfants et les adolescents – qui pour nous est majeur. Ainsi cette thématique de la santé des enfants et adolescents est présente dans nos formations professionnelles, mais aussi en termes de recherche, notamment sur la jeunesse, puisque nous avons obtenu une chaire de recherche sur la jeunesse qui est financée depuis plusieurs années. Nous avons également développé au sein de notre master de santé publique un cours spécifique Enfance et Jeunesse car nous estimions que cela répondait aux besoins de formation.

De ce que je peux voir – mais je ne suis pas non plus dans le quotidien de ce que vous, vous faites – il me semble qu'il y a quand même un certain nombre de défis qui teintent déjà vos pratiques quotidiennes, mais qui vont peut-être à l'horizon de ces évolutions dont je vous ai parlées, être de plus en plus prégnants.

Le premier constitue pour moi véritablement une conviction et un questionnement. La conviction c'est que si on veut faire de la prévention et de la promotion de la santé, cette activité doit se déployer sur des milieux de vie ou des milieux de travail. Et donc nous avons une responsabilité collective pour développer cette approche de promotion de la santé sur des milieux de vie, qui « parlent » aux communautés ou aux groupes de populations, dans lesquels ils se reconnaissent. Dans ce contexte, la question que je me pose est la suivante : quel est le milieu de vie des enfants et des jeunes ? Est-ce que c'est uniquement l'école ? Et si ce n'est pas l'école, quel est ce milieu dans lequel peuvent se penser les actions ? J'ai assisté il y a de nombreuses années

– je travaillais à l'époque là-bas – à la transformation au Québec du concept de santé scolaire vers celui de santé des jeunes, qui in fine n'a pas changé grand-chose dans les pratiques. Mais je retiens toutefois de ce glissement sémantique ce questionnement de savoir– mais je pense que c'est quelque chose que vous vivez quotidiennement – comment transformer les pratiques depuis un positionnement que je qualifierais (si vous me permettez l'euphémisme) de relativement fermé – celui de l'Éducation Nationale – et la nécessité d'avoir une approche sur l'ensemble du milieu de vie des jeunes. Comment travailler ce paradoxe ? C'est vraiment un questionnement que je vous propose dans la suite de vos travaux

Le deuxième défi fondamental – on n'arrête pas de l'évoquer dans les discours, mais nous y sommes aussi confrontés dans les pratiques – est le suivant : comment aborder le sujet spécifique des inégalités de santé ? Et notamment parce que toute la littérature scientifique et tous les rapports internationaux font consensus depuis longtemps[2], cette action sur les inégalités doit démarrer dès le plus jeune âge. Donc vous êtes à un endroit crucial pour travailler ces sujets. Pas juste la santé scolaire, mais également en amont de la scolarisation. Mais comment s'attaquer à ce problème majeur ? Analyser les inégalités de santé n'est plus réellement un enjeu. Depuis maintenant les années 1980 les rapports du haut-comité puis du haut conseil de santé publique (HCSP) répètent régulièrement que les inégalités ne se réduisent pas en France. Ne nous battons pas trop la coulpe non plus, car les autres pays constatent aussi – pour une grande partie d'entre eux – des inégalités de santé importantes. Je pense notamment au Royaume-Uni ou ces inégalités sont pires qu'en France. Donc nous constatons ces

---

[2] http://www.instituteofhealthequity.org/resources-reports/fair-society-healthy-lives-the-marmot-review/fair-society-healthy-lives-full-report-pdf.pdf

inégalités de santé. Comment peut-on concrètement réduire les inégalités de santé ? Et ça à ce niveau que nous sommes confrontés à un défi majeur. Une voie encourageante correspond aux travaux que vous avez déjà entrepris et que vous allez poursuivre. Vous avez mis en exergue le concept de recherche-action. Dans le domaine de la santé publique se développe un concept qui en est très proche, celui de la recherche interventionnelle. Et nous assistons au développement de l'intérêt pour cette recherche interventionnelle. Et si je reprends les propos d'une promotrice de cette approche au Québec - Louise Potvin -, et c'est une approche qui me semble prometteuse et positive – : « il faut passer de la recherche sur les problèmes à la recherche sur les solutions ». La recherche interventionnelle en est vraiment un exemple, et je pense que là il y a un sillon qu'il faut creuser pour développer et expérimenter en France cette approche pragmatique, appliquée aux terrains, mais exigeante méthodologiquement. Mais c'est me semble-t-il ce que vous faites.

Le troisième défi également fondamental, consiste à interroger le lien entre le sanitaire et le social. Contrairement à ce qui se passe dans d'autres pays, nous avons consacré une coupure entre le sanitaire et le social en France – qui se manifeste non seulement au niveau des interventions, mais également au niveau des domaines de compétence. Probablement que cette difficulté se retrouve dans vos pratiques – je serais intéressé à vous entendre sur ce point – mais mon sentiment est que comme les domaines de compétence sont différents, la capacité à développer de façon concertée des interventions – qui doivent à la fois impliquer le domaine sanitaire et le domaine social – est de plus en plus difficile. La création en 2009 des agences régionales de santé a été une avancée dans la cohérence des interventions sur le champ sanitaire. Mais, d'un autre côté elle a entériné cette coupure et a mis en difficulté la capacité de travailler conjointement entre les acteurs du sanitaire et du social. Mais c'était déjà présent car depuis les lois de décentralisation nous devons composer avec une compétence de l'État et une compétence des Collectivités territoriales qui s'enchevêtrent. Dans le cadre de la santé des enfants et des adolescents – cette situation devient un élément de complexité majeur qu'il faudrait arriver à contourner, car il est peu probable que cet équilibre entre les compétences se modifie.

Le quatrième défi est une façon aussi de vous remercier de m'avoir invité à ce colloque – mais c'est pour moi un sujet de désappointement. Je souhaite rester positif parce que je pense qu'il est possible d'y remédier. Je trouve qu'en France la santé publique et les sciences de l'éducation sont extrêmement compartimentées. Je le dis en me battant la coulpe aussi au niveau de l'EHESP parce que finalement nous on a très peu de personnes dans notre grand Etablissement d'enseignement supérieur qui viennent des sciences de l'éducation. Je trouve cette situation dommageable car nous avons beaucoup à nous apporter réciproquement et on nous ne nous côtoyons très peu. Mais si cette interaction existe en France, n'hésitez pas à m'en informer. Nous devrions afficher clairement une volonté de travailler sur cette complémentarité entre les disciplines concourant à la santé publique et aux sciences de l'éducation. En France, ce cloisonnement s'explique par la manière très compartimentée et mono-disciplinaire de voir la recherche.

C'est d'autant plus important que le maître-mot dans nos deux domaines est le développement des compétences psychosociales. Comment aider à développer ces compétences psychosociales dans une appréhension du concept qui soit la plus ouverte et la plus riche possible ? Nous devrions trouver une solution pour permettre cette rencontre d'expertises.

Je terminerai par le dernier défi : et dans tout ça quelle place pour l'infirmière et l'infirmier ? C'est bien sûr à vous d'y répondre puisque c'est vous qui êtes mieux placés. Je voudrais m'essayer à la fois de vous faire plaisir et de ne pas vous faire plaisir, si je peux m'exprimer ainsi. Vous faire plaisir, et ce n'est pas de la flagornerie, l'infirmier ou l'infirmière a un rôle absolument essentiel, ne serait-ce que parce qu'il ou elle est à la charnière à la fois de ce qu'on appelle le soin et le prendre soin – le cure et le care –, mais aussi à la charnière de l'éducation et de la santé, mais aussi dans une vision globale de la santé des jeunes. Donc vous avez des atouts énormes.

En revanche je pense que l'infirmier ou l'infirmière, seul, ne peut appréhender la santé des jeunes. L'appréciation que je peux porter sur le monde de l'Éducation Nationale c'est que le niveau et l'épaisseur des tuyaux entre les professions, entre les disciplines sont extrêmement marqués. Par contre je sais – parce que nous en suivons un certain nombre à l'EHESP – qu'il existe des expériences en France de complémentarité, de capacité de travail conjoint entre l'infirmière ou l'infirmier, le médecin, le psychologue, le travailleur social, etc. Les équipes pluriprofessionnelles existent donc. Mais je n'arrive pas à comprendre pourquoi on n'est pas en mesure de favoriser cet aspect majeur de travail en équipe. Et si je pousse le bouchon un peu plus loin la condition du succès du travail sur l'enfant et l'adolescent réside là. C'est-à-dire cette capacité de travailler en complémentarité entre les acteurs du sanitaire et du social, mais aussi les acteurs de l'éducation. Je ne vais pas entrer dans le détail, mais je suis convaincu que vous pouvez beaucoup mieux que moi analyser pourquoi persiste cette pesanteur. Je crois qu'il est fondamental de lever cet obstacle.

Pour terminer et pour respecter le temps qui m'est imparti, je vais vous brosser très rapidement ce qui à mon avis devrait être mis en place pour les infirmières et infirmiers en santé scolaire. Je parle du point de vue de l'École des Hautes Études en Santé publique, y compris en me basant sur notre rôle auprès des médecins de l'Éducation Nationale. Il me semble nécessaire d'élaborer une formation des infirmiers et infirmières de l'Éducation Nationale dans un cadre national et harmonisé. Cette formation devrait être adaptée à vos effectifs, car vous êtes très nombreux, et ce cursus devrait être cohérent et centré autour de la santé publique, de la prévention et de la promotion de la santé. Et je pense que c'est vraiment important de militer pour que vous puissiez bénéficier d'une telle formation. Ceci correspond – me semble-t-il – à ce qu'a dit le Président de l'Ordre des infirmières et des infirmiers : c'est avec de telles modalités qu'on arrive à faire reconnaître des compétences particulières et reconnues qui vont teinter aussi vos modalités de travail et votre spécificité professionnelle.

J'adjoins deux points. Premièrement le fait que cette formation puisse se faire non pas uniquement auprès des infirmières, mais en intégrant la notion de développement d'équipes. Il n'y a pas de raison qu'on ne puisse le faire puisque c'est ce que nous mettons en place, par exemple, auprès des équipes de direction dans les établissements de santé. Il faut travailler cette notion d'équipe en situation professionnelle. Il s'agit moins de formation que d'accompagnement auprès des équipes.

Dernier point pour conclure : la nécessité de développer une recherche sur les pratiques, et notamment sur cette capacité à élaborer des projets associant professionnels et chercheurs. C'est ce que nous appelons « le transfert des connaissances ». C'est-à-dire qu'il y ait un transfert des deux côtés, à la fois des connaissances académiques vers la pratique, mais aussi de la pratique pour nourrir la recherche. Et c'est je crois tout à fait l'objet du colloque d'aujourd'hui.

Je vous souhaite des travaux très riches et fructueux et vous remercie de votre attention.

Accompagner la souffrance des élèves au quotidien entre *cure* et *care*. Faut-il pour se faire risquer le pédagogique ?

Loic CHALMEL
PU en Sciences de l'Education et de la Formation à l'UHA.
Directeur du LISEC Unité de Recherche 2310

Je vais simplement parler de la manière dont on appréhende aujourd'hui, nous, le travail avec les soignants. Quand j'étais à Nancy, j'ai beaucoup travaillé – et je suis content d'en voir encore quelques-uns avec lesquels on avait travaillé à l'époque – à développer l'éducation thérapeutique du patient. On a même réussi à monter un master qui ne s'est jamais ouvert, mais on l'a monté quand même. Et aujourd'hui, il existe et je le dirige à l'Université de Haute-Alsace. Mais ce dont je vais vous parler c'est de l'expérience qui est menée actuellement et qui englobe en particulier les infirmières de l'éducation nationale sur le décrochage scolaire. Et je voudrais commencer par simplement deux théories. J'ai appelé mon intervention : la souffrance des élèves au quotidien entre cure et care, faut-il risquer le pédagogique ? Donc la parole dont je vais parler ici c'est une parole que j'appelle « pédagogique » qui d'une certaine manière est légèrement différente de la parole dont il a été question jusqu'ici qui est plutôt d'origine didactique.

La première question qu'on peut se poser c'est : qui sont les élèves que vous côtoyez au quotidien ? Parce que jusqu'à preuve du contraire, ce qui vous caractérise, ce qui vous singularise professionnellement c'est d'être au quotidien au contact des élèves. C'est un public quand même un peu particulier. Alors, on a l'habitude de constater très simplement – puisque moi je travaille dans une université transfrontalière – que quand on traverse la frontière – c'est-à-dire 30-40 kilomètres – les contextes ne sont pas du tout les mêmes. Et la façon de travailler avec les élèves n'est pas du tout la même non plus parce que la société n'organise pas son école exactement de la même façon. Je vais partir tout de suite d'un premier modèle – et puis vous verrez si ça correspond à votre quotidien – en disant que quelque part, le problème c'est que nous sommes tous, au départ, bipolaires. Au sens où l'on peut considérer que chaque individu est construit de deux entités. Une entité que je vais appeler « le moi » ou que mes étudiants aujourd'hui ont corrigé en appelant cette entité « le moi authentique ». Et une seconde que je vais appeler le « moi social ». La différence entre les deux c'est que le « moi », c'est ce qui caractérise un individu. Étymologiquement, un individu c'est une personne qu'on ne peut pas diviser. C'est quelque chose qui représente un tout, qui est unique. Dans une fratrie par exemple, même si l'éducation parentale est la même, le contexte familial est le même, on sait très bien que des frères et sœurs ne sont pas des clones identiques, et que chacun construit son chemin, une personnalité qui est différente. C'est ce qu'on appellera ici la dimension du « moi authentique ». Ce « moi authentique », il a dès le départ des aspirations, des besoins, des envies et une vision de ce qu'on appelle « son avenir ».

La deuxième entité – qu'on appelle ici « le moi social » – elle est relative. Et elle est relative à quoi ? Elle est relative à la société dans laquelle on va développer son éducation, évoluer, se professionnaliser au fur et à mesure. C'est donc bien une représentation sociale et politique qui détermine d'une certaine manière ce qui vaut comme étant le bien, la réussite, ce qui correspond aux critères de socialisation les plus valorisés. Alors, on comprend bien que la dimension du « moi authentique » elle est évidemment unique en fonction de chaque individu, mais que la dimension du « moi social » elle est dépendante d'une société en particulier. Et qu'évidemment, si on observe les écoles européennes aujourd'hui, le « moi social » tel qu'il est développé dans les pays scandinaves par exemple n'a rien à avoir avec le « moi social » tel qu'il est développé chez nous ou encore tel qu'il est développé dans les pays anglo-saxons. Ce ne sont pas les mêmes valeurs, ni les mêmes compétences personnelles et professionnelles qui sont valorisées.

Revenons donc chez nous. Quels sont les choix qui ont été faits à l'intérieur de l'école française ? L'école française – dans sa très grande majorité – a décidé de mettre comme on dit « le paquet » sur le développement du « moi social ». C'est-à-dire, c'est une école de la conformation qui cherche au fur et à mesure – à travers une très grande normativité, à travers toutes sortes de rites de passage d'un moment à un autre – qui cherche à conformer les individus à un idéal du « moi social ». Donc si on développe le schéma, on voit que le processus consiste à développer, hypertrophier les exigences du « moi social » et donc vous voyez qu'automatiquement, le « moi » lui, doit d'une certaine manière renoncer à certaines de ses aspirations, de ses envies, de ses besoins pour pouvoir se conformer. Alors, je vais dire des choses – mais à mon âge on peut dire ce qu'on veut à peu près – sur les finalités d'un tel système, c'est quelque chose qu'on peut qualifier de « dénaturation ». C'est-à-dire d'une certaine manière, la structuration du « moi social » va s'opposer au développement naturel des individus et proposer donc un développement qui est largement contre nature. Alors, on peut lui donner des tas de justifications à ce développement. Ça, je ne me permettrais pas de remettre en cause les choix nationaux. Mais j'ai entendu par exemple dans les conférences d'ouverture tout à l'heure, une petite phrase comme ça qui disait que la scolarité allait devenir obligatoire à partir de trois ans. On peut s'en réjouir, tout à fait. Ça peut être pour des raisons parfaitement légitimes d'égalité des chances à tout ce qu'on voudra, n'empêche que ça va dans le sens de ce que je raconte, c'est-à-dire qu'on va de nouveau privilégier le développement du « moi social » par rapport à l'épanouissement du « moi ».

Vous allez me dire : « mais qu'est-ce qu'il raconte et en quoi ça concerne les infirmières scolaires ? ». Je vais y venir. Le « moi social » va continuer son travail de développement. Et on peut penser que nous sommes le résultat – vous comme moi – de cette formation-là, c'est-à-dire des « moi social » hypertrophiés. Si vous réfléchissez dans une journée de votre vie quelles sont les choses que vous faites qui sont véritablement pour vous, dont vous avez vraiment envie, qui correspondent à vos besoins, à vos attentes, etc., par rapport à celles que vous faites et qui sont de l'ordre de la conformité sociale, le rapport est assez rapidement fait je crois. En tout cas pour moi, c'est rapidement fait.

Au fur et à mesure, le problème de ce type de formation humaine c'est qu'il y a des gens, des enfants, des adolescents des adultes qui n'arrivent pas à se conformer. Et ces gens-là – dans les établissements scolaires – ils arrivent chez vous. Ce sont vos « clients » au quotidien, c'est-à-dire, tous ces enfants, tous ces ados qui vont mal. Qui vont mal parfois au sens biologique, mais qui vont mal aussi au sens psychologique. Tout le mal être qui habite les établissements scolaires à quelque niveau que ce soit et qui correspond la plupart du temps à une impossibilité – pour telle ou telle raison, ça on n'a pas le temps de s'étendre là-dessus – à se conformer au modèle social dominant. Ça correspond vraiment à un mal-être très grand. Et puis d'une certaine façon, ils finissent par arriver à l'infirmerie. Vous connaissez tous les chefs d'établissement qui disent : « mais comment ça se fait que vous avez autant de passage ! Ce n'est pas possible ! Ils ne pouvaient pas être malades ! Il y a trop de malades ! ». Oui, de quoi sont-ils malades exactement, de quoi souffrent-ils ? Parce qu'ils souffrent vraiment certainement.

Le problème et le risque de cette impossibilité de se conformer au modèle social dominant sont la construction pour ces enfants, pour ces adolescents de ce qu'on appelle un « moi marginal ». C'est-à-dire : « puisque je ne peux pas rejoindre le modèle qu'on attend de moi, eh bien, je vais m'en construire un autre ». Et ce modèle-là, il se construit dans la marge, et on l'appellera donc « moi marginal ». Et là les problèmes commencent. Ils sont liés à tout ça. Les problèmes de persévérance scolaire qu'on appelle souvent à juste titre « décrochage scolaire », les problèmes d'addictions divers et variés et même très nombreux aujourd'hui dans les établissements scolaires, en particulier dans les collèges, etc. Vous connaissez tout ça mieux que moi, bien mieux que moi puisque c'est votre quotidien.

Et puis le système peut se poursuivre à l'extrême et quelquefois, on arrive à des situations de fracas. C'est-à-dire que là, ça ne va plus du tout et on tombe dans des situations d'urgence, dans des situations de « burn-out » ou de tout ce qu'on veut, et puis parfois dans des situations de maladies chez les professionnels aussi. Un fracas du « moi social » qui lui aussi peut conduire à la construction du « moi marginal ». C'est quelque chose qu'on a beaucoup travaillé en éducation thérapeutique du patient. Lorsqu'une personne qui est socialement parfaitement bien adaptée est touchée par une pathologie chronique ou fortement invalidante, elle est victime d'un fracas, au sens où sa vie est par terre. Elle a passé sa vie à se conformer justement, à l'intérieur du système, à essayer de respecter les normes et puis du jour au lendemain, tout ce qu'elle a construit se casse la figure et il faut pouvoir se relever de ça.

Et c'est très difficile en éducation thérapeutique, on travaille énormément sur la question du fracas. Qu'est-ce qu'on fait avec des individus fracassés ? Et comment ils peuvent se reconstruire ? Le risque là encore c'est de tomber dans la marginalisation, de devenir le malade ou l'handicapé et de perdre sa personnalité individuelle parce qu'on a perdu ses capacités sociales. Là-dessus, on travaille beaucoup sur le concept de résilience. Mais pour les soignants, c'est un truc extrêmement important parce qu'on a montré – et cette fois-ci par l'expérience – qu'on ne peut pas sortir un fracas du « moi social » autrement qu'à partir des ressources du « moi authentique ». Vous imaginez le travail qui est à faire avec des gens qui ont été entièrement conditionnés dans un système où ils ont travaillé uniquement leur « moi social ». Retrouver des ressources à l'intérieur du « moi authentique ». Alors, ce sont des choses qui sont perceptibles tout au long du parcours scolaire et du parcours tout au long de la vie. Et encore une fois, c'est votre problème essentiellement, car quand on regarde le nombre d'élèves qui vont aller à l'infirmerie, qui vont être d'une certaine manière comme on dit traités ou repérés à l'intérieure d'une journée, d'une semaine, etc., on constate quand même largement les effets de ce système éducatif là.

Donc contrairement peut-être à ce que vous avez entendu précédemment, moi ce qui m'intéresse c'est de dire que les infirmières scolaires – on va appeler ça comme ça pour faire simple – ne sont pas autre chose que des membres de la communauté éducative élargie d'un établissement. Et à ce titre-là, elles doivent participer au travail collectif de l'ensemble de l'équipe éducative de l'établissement. C'est-à-dire qu'il n'y a pas de raison objective de marginaliser le travail qui se fait au niveau des infirmeries – au niveau du care par exemple – du travail qui se fait auprès des assistants de l'éducation, auprès des professeurs et auprès du principal ou du proviseur du collège. Tout le monde est concerné par ce schéma explicatif là. Et si les réponses ne sont pas cohérentes et convergentes, c'est tout le bateau qui va couler et ce n'est pas seulement une ou l'autre catégorie de personnel. Il y a une urgence à comprendre un établissement scolaire comme un système particulier à l'intérieur duquel, chacun a un rôle absolument indispensable pour arriver à conduire l'ensemble. C'est une vision dans laquelle on ne peut penser que la recherche ne peut s'envisager que de manière collaborative. On a besoin de tout le monde. Et pas de tout le monde en fonction de sa catégorie professionnelle, mais de tout le monde ensemble parce que ce sont les mêmes élèves et ce sont les mêmes difficultés qui se déclinent différemment en fonction des personnes que l'on a en face de soi. Mais en tout cas, la conduite même d'un établissement scolaire elle nécessite de la cohérence et l'apport de tous.

Quand je dis : « faut-il risquer le pédagogique ? ». L'idée du pédagogique, le pédagogique il répond à cinq critères. Le premier critère c'est le critère des pratiques professionnelles. Ce qui est important quand on démarre un travail de recherche collaborative, c'est d'apporter avec soi ce qui est irremplaçable, ce qui fait son expérience particulière à savoir sa pratique quotidienne. Personne d'autre que vous ne peut parler de vous. C'est aussi simple que ça. Venir avec sa pratique professionnelle. Ensuite il y a aussi la pratique des autres évidemment.

Mais il y a une deuxième chose qui va être intéressante en pédagogie – c'est le deuxième critère – c'est accepter que cette pratique professionnelle elle soit enracinée. C'est-à-dire que les problèmes que je rencontre si je suis infirmière de secteur et que je travaille sur des établissements du premier degré par exemple ne sont pas exactement systématiquement les mêmes que dans un collège. Et même à l'intérieur de tous les collèges, les problèmes sont encore différents. Nous on travaille sur toutes sortes de collèges différents. Et contrairement à ce qu'on peut croire, les collèges dits favorisés ils ont aussi des problèmes, pas tout à fait les mêmes, mais ils en ont. Et puis certaines fois, ils sont sérieux. Les lycées professionnels, etc., chacun a sa spécificité. Or, cette spécificité, il ne faut pas chercher à la gommer, mais bien au contraire à l'assumer. Je suis d'un lieu, d'une époque, et je travaille avec les difficultés de mon lieu et de mon époque. Ça, c'est la deuxième caractéristique de l'approche pédagogique.

La troisième c'est qu'à partir de cette pratique et à partir de cet enracinement revendiqué, on va devoir se questionner. Se questionner ensemble ça veut dire d'abord accepter de se questionner soi sur sa propre pratique, ensuite de questionner les autres. Les autres c'est-à-dire les membres de la communauté éducative à laquelle j'appartiens, mais aussi les membres d'autres communautés éducatives. Et c'est seulement à partir du moment où on aura un petit peu mis sur la table véritablement les problèmes qui se posent – ceux qu'on a envie de comprendre vraiment – qu'on aura commencé à apprendre, à connaître les autres, qu'on peut aller doucement vers peut-être des explications théoriques. Peut-être aller chercher des outils. Les pédagogues ont besoin d'outils pour penser leur pratique. On donne, nous, la définition de théoricien de sa propre pratique. Arriver à comprendre ce que l'on fait, à trouver des outils qui aident à travailler mieux, à être mieux ensemble. Ça va très vite évidemment ce que je dis là. Ça fait donc trois types de questionnement : se questionner, questionner les autres et commencer à questionner les champs théoriques.

La quatrième exigence de cette position pédagogique – et celle à laquelle j'essaie d'arriver avec tous les gens avec qui on travaille – c'est ce qu'on appelle, nous, « la double rupture ». Oui, un double divorce. Ce n'est pas très engageant, mais c'est comme ça. Double divorce, pourquoi ? Parce qu'il va y avoir forcément une rupture avec la pratique, avec les pratiques. Parce que je ne peux plus me satisfaire de ce qu'il m'arrive et de ce que je subis au quotidien. Donc les questions, je les pose vraiment. Et c'est toute la communauté éducative qui doit prendre en considération ces questions-là. Je ne peux plus me contenter de la pratique telle qu'elle est au quotidien. C'est donc une rupture de la pratique. Et les infirmières scolaires qui travaillent dans les équipes de recherche qu'on coordonne aujourd'hui, elles posent des questions qui dérangent tout le monde. Par conséquent qui ne peuvent pas se satisfaire d'une pratique banale. Et dans la pratique, en général on a horreur des praticiens qui pensent. Ça c'est un problème. Et le défi d'une profession comme la vôtre, c'est de s'ériger en théoricien de sa propre pratique. C'est-à-dire que « moi j'ai des choses à dire ». « Moi j'ai lu des choses, j'ai compris des choses et je dois les dire, et quelque part j'en ai besoin ». Il ne faut pas croire que vous allez être accueillis à bras ouverts. Bien au contraire. Donc rupture avec le monde de la pratique.

Deuxième type de rupture – alors là, mes collègues vont me détester, mais ça, ça fait longtemps – rupture avec le monde des théories. Vous me parliez tout à l'heure de l'école de santé publique, on pourrait penser que les théoriciens vont accueillir à bras ouverts les infirmières qui s'érigent en théoriciennes de leur propre pratique. Tu en sais quelque chose, on a travaillé là-dessus. Alors on se dit : « ils s'intéressent à leurs travaux, donc voilà ».

Le problème c'est que lorsqu'on va chercher des éléments de théorie, et qu'on est soi-même praticien, on va essayer. On ne va pas vers les théories simplement pour le plaisir de regarder des idées. On va pour les utiliser, pour essayer de voir si on peut s'en servir dans la pratique. Théoricien de sa propre pratique. Et la plupart du temps ça ne marche pas. Alors, quand vous interrogez des théoriciens – il y en a quelques-uns ici, ça tombe bien – en général ils vous répondent : « premièrement, les théories ne sont pas faites pour être mises en pratique ». Oui, une théorie c'est un modèle pour penser. Mais nous on n'a pas besoin de modèle pour penser, on a besoin de modèle pour agir. Ce n'est pas la même chose. Et donc il va bien falloir transformer un modèle pour penser en modèle pour agir. Les théoriciens n'aiment pas beaucoup ce genre de bricolage. Singulier. J'ai dit tout à l'heure qu'il y avait la revendication du singulier. Et puis l'autre réponse que l'on peut avoir c'est : « vous n'avez rien compris à ma théorie ». Ce qui vous renvoie toujours à l'idée d'une infériorité intellectuelle supposée – je dis bien supposée. Ça c'est la quatrième exigence du modèle pédagogique.

Et la cinquième exigence – qui est la conséquence de la quatrième – c'est qu'on doit accepter qu'après avoir fait tout ce travail, on n'obtient jamais de solution définitive. On n'obtient jamais quelque chose de parfait où tout fonctionnerait, où tout roule. La seule chose qu'on peut espérer, c'est continuer à penser, parce qu'on continue à avoir des problèmes. La question de la recherche c'est une question simple. Pour se poser des questions, il faut avoir des problèmes. Si vous n'avez pas de problème, vous n'avez pas de question. C'est comme dans les histoires d'amour au début. Il faut effectivement continuer à rencontrer des problèmes pour continuer à se questionner. Et c'est un modèle qui est un petit peu infini comme ça.

Je vais donner juste un petit exemple de la manière dont on travaille aujourd'hui. On travaille, nous, dans ce qu'on appelle de la recherche collaborative dans des établissements scolaires. En général, plutôt des collèges. Je vous passe toutes sortes de détails, comment on est arrivé à faire ça, mais on travaille avec des étudiants – qui sont en master en particulier – qui « débarquent » dans des établissements scolaires et qui vont travailler avec toute une équipe éducative, et puis qui vont essayer de renvoyer quelque chose qu'on appelle un miroir. C'est-à-dire : « voilà ce qu'on a vu, nous. Nous on n'est pas dans l'établissement, mais on voit ça ». Et de demander à cette équipe éducative si l'image elle est conforme, si c'est bien ça, si ce que reflète le miroir correspond à ce que chacun ressent vraiment. C'est assez intéressant comme rencontre en général. Et puis après, on essaie de construire des choses qui sont acceptées par l'ensemble de la communauté éducative. Et dans les communautés éducatives des établissements, il y a toujours l'infirmière. Et alors, le travail des étudiants avec l'infirmière ça leur fait toujours beaucoup de bien parce qu'ils y voient des trucs qu'ils n'imaginent même pas encore. La vision romantique du collège en prend un coup, c'est terrifiant.

Par exemple, on travaille avec des modèles théoriques comme celui-ci – qui est un modèle, je pense, qui vous concerne vraiment – qui est la conséquence de celui qu'on a vu précédemment et qu'on utilise communément en ETP aujourd'hui. C'est-à-dire, la première chose c'est : comment sortir du déni avec des élèves qui sont en situation de fracas, de décrochage et qui ne veulent pas admettre qu'ils ont des problèmes et qui continuent à venir vous voir régulièrement ? Qui peuvent avoir des problèmes qui sont de l'ordre médical ou qui sont de l'ordre psychologique. Mais de toute façon, ils finissent par arriver à l'infirmerie alors c'est pareil. La question de la sortie du déni, dont j'ai parlé tout à l'heure. C'est-à-dire, ce qu'on appelle en éducation thérapeutique de la demande de guérison à la demande d'accompagnement. C'est-à-dire sortir de l'idée de guérir – on peut comme ça me remettre dans le « moi social » – à la demande de soins. Alors évidemment, le schéma est un peu « bâtard » puisqu'il ne concerne plus directement l'éducation thérapeutique, mais il est très proche néanmoins.

Concrètement, ça donne quoi ? Très récemment – sans vouloir trahir un secret – une jeune étudiante de 24 ans qui revient de son travail au collège où je l'ai envoyée, un collège très difficile. Une gamine qui est passée à l'infirmerie qui a fait pis que pendre, qui est absolument insupportable, qui va être « virée » du collège. Mais de toute façon elle va finir par aller dans un autre et vous connaissez le principe. Elle a agressé d'autres élèves – et ce n'est pas la première fois. Elle se plaint de maux divers et variés. Elle est passée voir l'infirmière et en même temps l'étudiante est là. Un moment elle voit qu'elle n'est pas bien du tout cette gamine. Elle lui dit : « tu devrais pleurer, ça te ferait du bien ». Et la gamine de 14 ans lui répond : « moi je ne pleure jamais. C'est les faibles qui pleurent ». Alors déjà vous avez en face une jeune étudiante. C'est une réponse qui ne lui convient pas du tout. Elle dit : « mais enfin, tout le monde pleure. – Non. Moi quand j'étais petite j'ai pleuré. Mon père m'a fait venir, il m'a collé deux claques et il a dit "maintenant tu sais pourquoi tu pleures". Et depuis je ne pleure plus ». Elle me dit : « Monsieur, qu'est-ce qu'on fait ? ». Moi je ne sais pas ce qu'on fait. Mais on voit bien que là il y a un problème. Un problème très grave et duquel il est évident que ce n'est pas simplement le passage à l'infirmerie qui va permettre de sortir de là. Il y a quelque chose de très lourd, de très difficile à gérer et qui demande que ce soit toute la collectivité éducative qui réfléchisse ensemble et qui s'y mette – en particulier sur ce cas-là.

Et derrière, il y a l'idée d'accueillir les savoirs du patient donc l'idée de l'altérité. C'est-à-dire qu'est-ce qu'on fait de toute cette souffrance que ramènent les élèves dans leur confrontation à l'impossibilité de se conformer au « moi social » et l'expérience de la co-construction de savoir expérientiel, dont on parlait tout à l'heure. C'est-à-dire comment est-ce qu'on fait, comment est-ce qu'on va construire des savoirs qui seront utiles à tout le monde ? C'est-à-dire qui pourront à la fois être utiles aux enseignants, aux conseillers de l'éducation, aux parents, à l'élève, à l'infirmière, etc. Comment on accompagne la résilience ? Comment on arrive à mettre des jeunes en projet pour écrire une autre histoire ? Quelle est la dimension de la créativité dans le métier qui est le vôtre ? Et surtout, très important, comment est-ce qu'on habitue les individus qu'on côtoie au quotidien à sortir de la dette ? C'est-à-dire à savoir qu'au final ils ne nous doivent rien et qu'on n'est pas là pour mettre en place un autre type de tutelle, qui sera cette fois-ci une tutelle de type thérapeutique, mais qu'on est là pour les aider à devenir eux-mêmes et à ne pas se conformer à la difficulté qu'ils rencontrent.

Ça va évidemment très vite, trop vite, mais ce que je veux dire c'est que depuis quelques années il y a des groupes d'établissements qui travaillent ensemble – selon ces modalités-là – et que ces équipes éducatives, elles obtiennent en termes de recherche des résultats extrêmement intéressants, des problèmes de co-construction de savoir. Et que, moi j'ai tendance à penser aujourd'hui que l'émancipation n'est pas la singularité des professions, mais au contraire la complémentarité dans la recherche de solutions.

Merci.

Les infirmières de l'éducation nationale en France, éducation et promotion de la santé : quelles pratiques fondées ? Une pratique spécialisée en soins infirmiers ?

Mabrouk Nekaa
MCF en Sciences de l'éducation et de la formation,
Université Jean Monnet, Saint-Etienne

Le contexte de la santé et des sciences infirmières en France demande d'aborder le thème de la recherche sur différentes perspectives : celle des patients, celle du système de santé et celle du groupe professionnel infirmier. Ce type de recherche englobe tous les aspects des questions de santé qui revêtent un intérêt quelconque pour les soins infirmiers, y compris pour ce qui est de la promotion de la santé, de la prévention des maladies, des soins aux individus de tous âges.

Au sein de la communauté éducative, les infirmières de l'Éducation nationale sont un corps particulier à qui est confiée la mission d'éducation et de promotion de la santé qui nécessite une évolution de leur rôle, de leur posture et de leurs pratiques professionnelles.

En quoi les conceptions individuelles des infirmières de l'EN constituent-elles des systèmes de représentations sociales et influent-elles sur les pratiques déclarées et la mise en œuvre de dispositifs de promotion et d'éducation à la santé en milieu scolaire ?

Comment prendre en compte l'hétérogénéité des conceptions individuelles pour améliorer les dispositifs de formation initiale et continue du service infirmier de promotion de la santé en milieu scolaire ?

La littérature souligne le lien entre les connaissances, les systèmes de représentations sociales et de pratiques de références qui s'articulent autour de conceptions individuelles (Cardot JP., Berger D., 2012). À partir d'une méthodologie mixte (Creswell JW., 2009), l'étude porte sur l'analyse des résultats d'une approche qualitative par entretiens auprès d'un échantillon de la population suivie par une enquête nationale par questionnaires.

L'échantillon ainsi obtenu présente une typologie similaire à celle de la population de référence (MEN, Repères et références statistiques. Paris). La méthodologie utilisée (méthode mixte) ne permet d'accéder qu'à ce qui est déclaré et non aux pratiques observées, notre analyse tient compte de ce biais et reste prudente quant à la signification quantitative et qualitative des données.

Notre travail exploratoire, pour comprendre les fondements sur lesquels s'appuient les pratiques professionnelles des infirmières scolaires, se veut enrichir la relative pauvreté des publications sur la question de la promotion et de l'éducation à la santé en milieu scolaire et du rôle particulier des infirmières de l'éducation nationale mobilisant une méthodologie mixte sur le sujet. La complexité de notre objet de recherche nous amène à une grande prudence dans nos résultats et nécessite sans doute des études complémentaires. Nous avons essayé d'accroitre les savoirs sur ces professionnelles pour mieux identifier leurs besoins et construire des dispositifs de formation adaptées. L'objectif étant d'améliorer leurs pratiques professionnelles pour leur permettre de mieux exercer leurs missions au service des élèves et de contribuer de façon plus efficace à la réduction des inégalités de santé par la réussite de tous.

Notre recherche vise à mieux comprendre comment les systèmes de conceptions individuelles s'articulent à des connaissances et des organisations de représentations sociales qui conduisent à mettre en œuvre des pratiques professionnelles. Nous avons pu établir un profil des conceptions, représentations et pratiques en Education à la Santé des infirmières scolaires.

Les résultats nous permettent d'avancer que les conceptions individuelles de la santé et de l'Education à la Santé constituent un véritable ensemble de représentations sociales professionnelles qui agissent sur les pratiques professionnelles déclarées de notre population. Le constat le plus marquant est sans doute l'homogénéité importante des connaissances. La quasi-totalité des infirmières sont capables d'évoquer l'ensemble des concepts relatif à l' Education à la Santé et à la promotion à la santé en milieu scolaire tels qu'ils sont présentés par les textes officiels régissant leur profession. Il n'en est pas de même lorsque l'on se penche sur la question des conceptions individuelles de la santé, de l'ES et de la promotion de la santé, de leur rôle et de leurs pratiques professionnelles.

Nous avons montré l'hétérogénéité des conceptions en ES portées par notre population. Ces conceptions se structurent en deux grands ensembles s'articulant entre un pôle orienté vers une déclinaison biomédicale de l'exercice professionnel (conceptions sanitaires issue du cure) et un pôle davantage centré sur des pratiques éducatives (conceptions globales de la santé issues du care) de l'éducation à la santé. Ces conceptions sont fortement influencées par l'exercice professionnel au sein de l'éducation nationale. C'est le travail avec les équipes pédagogiques dans le cadre de projets concertés qui permet le passage d'un système de conceptions biomédicales largement imprégné par la formation initiale sanitaire et le milieu hospitalier en référence à la maladie et aux soins à un système de conceptions orienté vers une dimension sociale et éducative de la santé et de l' Education à la Santé. Les pratiques collectives permettent aux infirmières de sortir d'un sentiment d'isolement dû à leur formation médicale initiale qui trouve difficilement sa place en milieu scolaire. Il s'agit pour elles de s'adapter à un métier nouveau nécessitant un ensemble de compétences professionnelles qu'elles acquièrent au quotidien dans la rencontre avec les équipes éducatives. Il semblerait que l'évolution des conceptions des infirmières soit liée à la durée de leurs expériences professionnelles qui leur permettent ainsi de muter d'une approche rationnelle à une approche humaniste. Cette évolution en fonction de l'ancienneté de service influe également sur les contenus abordés et les postures. Ce que nous confirment Hoekstra et al. (2016) dans leur étude. Cette recherche révèle que le rôle de l'infirmière scolaire en Angleterre est très diversifié. Le rôle de ces infirmières scolaires dans l'éducation pour la santé a aussi évolué au fil du temps, allant de l'enseignement de la santé sanitaire à l'éducation à la santé avec une approche globale, en passant par le conseil et le soutien aux écoles, ainsi que la mise en place de ressources pour les enseignants. Les infirmières scolaires ont aussi indiqué qu'elles sont dans une position unique pour avoir un impact direct sur la santé et le bien-être des enfants, des jeunes et de leur famille.

Nous constatons également la carence des formations institutionnelles d'adaptation à l'emploi qui ne les accompagnent que très partiellement dans cette évolution et ne leur permettent pas pleinement de percevoir la complexité du métier d'infirmière scolaire à la croisée du médical et de l'éducatif. La déstabilisation provoquée par l'immersion du soignant, qu'elles sont initialement, dans le milieu éducatif, les conduit dans un premier temps à se replier sur les pratiques qu'elles pensent maitriser le plus, à savoir une approche biomédicale thématique, renforçant encore davantage l'inadéquation de la réponse professionnelle et augmentant encore leur déstabilisation. 50% de la population enquêtée se retrouve dans cette situation. Par leur posture professionnelle de spécialiste de la santé, un sentiment d'isolement peut être fortement présent. En revanche, lors d'un rapprochement partenarial avec les enseignants, il sera bien moindre et permettra une approche plus globale de l' Education à la Santé. Cependant n'oublions pas qu'une partie de notre population est dans un flou conceptuel et avec des pratiques paradoxales, ce qui les met en tension. Ces infirmières sont en besoin criant de formation et de management pour leur permettre sereinement d'accomplir leur mission en promotion de la santé avec une approche holistique telle qu'elle est définie dans leurs circulaires. La totalité de la population étudiée souhaite des formations adaptées leur permettant de se construire des compétences professionnelles en relation avec les missions définies par les textes.

Les infirmières avec le moins d'expérience professionnelle et recrutées depuis peu sont à la recherche de formations thématiques de type biomédical auprès de spécialistes extérieurs à l'institution pour accroitre leurs connaissances médicales et mettre en œuvre des séquences d'information portant sur des questions médicales alors que les plus expérimentées recherchent des formations communes avec les membres de la communauté éducative et portant sur le partenariat et la pédagogie de projet.

Les infirmières, malgré des connaissances en ES partagées, n'arrivent pas toutes à faire évoluer leurs conceptions initiales biomédicales et ont ainsi beaucoup de difficulté à se situer professionnellement dans la culture scolaire et à adopter les pratiques professionnelles attendues par ce milieu scolaire. Nous avons montré cette ambiguïté sur le rôle et la posture de l'infirmière scolaire qui se traduit également dans le système de relation établi autour des questions de santé au sein des établissements. Les textes existent mais parfois les demandes des chefs d'établissements et la place des infirmières n'est pas explicite pour tous. À la décharge des infirmières, ce flou de posture et d'attente des autres personnels de l'éducation en lien avec leurs propres représentations amène une certaine partie de notre population à tâtonner et pour certaines à se réfugier dans des pratiques archaïques. Cette difficulté dans la posture demande aide et formation pour que ces collègues puissent trouver la place qui leur est dévolue. Les formations continues avec l'ensemble de la communauté éducative sont un levier majeur pour permettre une évolution favorable.

Notre étude montre la nécessité de former les infirmières scolaires à l'accompagnement des enseignants, au travail collaboratif avec eux et à se positionner comme « personne-ressource » en matière d'éducation à la santé dans une démarche de promotion de la santé. La littérature nous montre que c'est le binôme enseignant-infirmière qui est le plus efficient.

La question de la littératie en santé n'apparait pas, dans notre enquête comme une des préoccupations manifestes. La littératie semble absente à la fois dans les connaissances comme dans les pratiques professionnelles. Or, la question de la littératie et de sa maitrise de santé est un déterminant important de la santé permettant de réduire les inégalités sociales de santé. Il apparait donc nécessaire de former les infirmières sur cette question pour qu'elles puissent accompagner les enseignants dans ce domaine. Cette question de la littératie en santé et de son acquisition en milieu scolaire est complexe car elle touche bien au-delà du développement des compétences psychosociales la question de penser l' Education à la Santé comme une discipline « scolaire » à part entière. Ceci pose la question d'une didactique de l' Education à la Santé à l'école, au collège et au lycée et de la programmation des contenus dans le temps, dans une perspective curriculaire qui n'est pas sans évoquer le parcours éducatif de santé.

Pour répondre à la demande prégnante d'accompagnement de la mise en place du parcours éducatif de santé, la formation en littératie de santé et d'explicitation de ces concepts, des infirmières et des enseignants, est une réponse adéquate pour répondre à cet objectif. Il s'agit de développer une culture commune entre tous les professionnels de la communauté éducative gravitant autour de l'élève. Ce parcours éducatif de santé a pour objectif de mettre en œuvre un ensemble cohérent de connaissances et de compétences sur la totalité du parcours scolaire de l'élève. Il doit permettre à chaque élève de disposer des connaissances, des compétences et de la culture lui permettant de prendre en charge sa propre santé de façon autonome et responsable, d'acquérir un certain nombre de savoir sur les questions de santé. C'est donc bien l'affaire de tous en respect avec les compétences de chacun.

Sur la question de la formation, un résultat saillant nous montre que plus les infirmières sont diplômées plus elles sont autonomes et s'investissent en promotion de la santé. Cette donnée confirme le besoin de formation continue diplômante. La demande de formation des infirmières est massive sur les questions liées à la posture professionnelle et au travail en partenariat. La fonction de conseillère technique auprès des enseignants et des équipes pédagogiques qui leur est dévolue par les textes régissant leur profession ne va pas de soi. Elle nécessite une formation pour permettre à l'infirmière de se positionner en situation de praticien réflexif dans l'accompagnement des équipes et l'aide au pilotage de projets.

Mais le contexte impacte aussi leur posture ; nous avons établi que c'est en fonction du rôle que lui laisse prendre le chef d'établissement que l'infirmière va se situer dans un rôle de soignant ou d'éducateur en santé. Il est indispensable de former aussi les chefs d'établissements à la promotion à la santé et à l' Education à la Santé afin de permettre une synergie des différents protagonistes de la communauté scolaire. Broussouloux (2016) a identifié le chef d'établissement comme la pierre angulaire pour la mise en place des écoles promotrices de santé. Selon Whitehead (2006), les infirmières scolaires doivent s'investir dans la promotion de santé comme une opportunité leur permettant de développer leur expertise en milieu scolaire. Leur engagement dans cette mission est un moyen d'aller au-delà d'une éducation sanitaire limitée par leur formation initiale. Elle souligne la nécessite de l'engagement de tous les professionnels de l'école et du territoire.

Pour terminer, nous avons synthétisé dans le tableau suivant les principaux résultats de notre étude. Nous avons pu déterminer deux systèmes de conceptions chez les infirmières répondantes : un premier construit autour d'un modèle biomédical de la santé et un second groupe autour du modèle humaniste.

Synthèse des deux groupes ressortant de notre population étudiée

Les infirmières aux conceptions et pratiques biomédicales de l'ES (CURE)	**Les infirmières aux conceptions et pratiques humanistes de l'ES (CARE)**
Approche biomédicale	Approche globale
Les plus jeunes avec moins d'ancienneté à l'éducation nationale.	Les plus âgées avec le plus d'ancienneté à l'éducation nationale.
Un sentiment d'isolement plus élevé	Pas de sentiment d'isolement

Travaillent peu en CESC	Travaillent le plus souvent en CESC
Rôle d'animateur auprès des élèves	Rôle de conseiller technique pour projets auprès des pédagogues
Travaillent avec les associations	Mettent en œuvre des séances en ES avec les enseignants
Travaillent plutôt de « façon ponctuelle »	Travaillent plutôt sous « forme de projet en lien avec le territoire à la suite d'une réflexion collective »
Apportent des informations avec une approche thématique.	Ont une approche fondée sur la citoyenneté et les CPS
Abordent des contenus biomédicaux en santé, les aspects biologiques avec les partenaires externes	Abordent des contenus diversifiés contextuels et sociétaux associant les élèves dès la conception et à la réalisation des projets
Ne sont pas en Réseau d'éducation prioritaire	Sont plutôt en Réseau d'éducation prioritaire
Pas d'autre diplôme que celui d'infirmière	Ont plus souvent un autre diplôme universitaire
Sont très en demande de formation continue	Besoins de formation sur la place de l'éthique
L'ES est principalement l'affaire des parents	L'ES les concerne autant que les parents et les enseignants
Les convictions religieuses et/ou politiques comme obstacles en ES	Les convictions religieuses des élèves doivent être respectées
Difficulté relationnelle avec la hiérarchie, ne se sentent pas incluses dans l'équipe pédagogique	De bonnes relations avec la hiérarchie et se sentent incluses dans l'équipe pédagogique

Travaillent plutôt en lycée et en milieu rural	Travaillent plutôt en collège et en zone urbaine
Nombre d'élèves élevé	Nombre d'élèves plus faible

Notre choix d'une méthode mixte à dominante quantitative s'est avéré judicieux et a permis de confirmer la validité de notre questionnaire et la robustesse des données obtenues, dont l'analyse est bien loin d'être terminée. Pour compléter ce travail, il serait intéressant d'en renforcer la dimension qualitative et de comparer les pratiques déclarées par une recherche observationnelle pour étudier l'influence du contexte de travail. Il serait tout aussi intéressant d'évaluer, par une autre recherche, les formations continues qui sont actuellement mises en place par les rectorats et leurs impacts sur les pratiques professionnelles.

D'autre part, l'utilisation de pratiques fondées sur des données probantes (Adams, S., 2009) par les « American Nurses School » rejoigne les Standards de pratique pour l'infirmière en santé scolaire établi par l'ordre infirmier du Québec (2015) qui mettent en exergue la contribution essentielle des infirmières scolaires et le leadership qu'elles assument dans leur domaine de pratique. Ces standards font ressortir le rôle d'agent de changement, de consultante et de conseillère des infirmières et intègrent, dans une vision globale, l'ensemble de leurs activités professionnelles. Ils « constituent un soutien à la pratique clinique et fournissent des balises d'application concrètes dans un champ de pratique dont la réalité est complexe ».

Les préconisations issues de notre étude se rapprochent de certains éléments des standards proposés par l'ordre infirmier québécois. Mais nous pouvons aussi les compléter par les compétences nécessaires énoncées par Pingoud (2004) qui établit un référentiel de compétence.

Nos travaux montrent de plus qu'il est important de développer une attitude réflexive par rapport à son action et ses moyens d'action pour accroître son professionnalisme. Ceci nous amène à distinguer les grandes familles de compétences mobilisées par les infirmières scolaires, à savoir :

— Les compétences sociales et relationnelles nécessaires au travail collectif ;

— Les compétences de communication et d'information nécessaires à l'accompagnement des équipes éducatives ;

— Les compétences pédagogiques par la conception de dispositif d' Éducation à la Santé et la mise en place du parcours éducatif de santé ;

— Les compétences infirmières spécifiques dans la dimension du soin ;

— Les compétences d'organisation et de gestion de projet.

Ces cinq groupes de compétences pourraient être le programme de formation à mettre en place pour toutes les infirmières rentrant dans le système scolaire. Ce référentiel montre que les compétences mobilisées ne sont pas l'apanage des infirmières seules, il y a transversalité des champs de compétences entre les enseignants, les membres de l'équipe interdisciplinaire de santé et les infirmières. Pour autant qu'il y ait connaissance et reconnaissance des spécificités de chacun, la richesse de l'apport du groupe devrait être bénéfique à l'objectif commun : le bien-être de l'enfant et de l'adolescent à l'école et la réussite des élèves comme facteur primordial de lutte contre les inégalités sociales de santé.

Ce travail de recherche a permis la clarification des liens entre conceptions, représentations sociales et pratiques en Education à la Santé, chez les infirmières scolaires. Cette étude a été riche d'enseignement pour nous et nous permet de préciser les enjeux et perspectives de l'action infirmières en milieu scolaire orientée vers la réduction des inégalités de santé. La mise en œuvre du parcours éducatif de santé est un enjeu majeur de santé publique au service de la réussite scolaire comme facteur déterminant de santé.

Le rôle des infirmières scolaires dans l'éducation pour la santé évolue en fonction de la durée de l'exercice professionnel, allant de conceptions sanitaires (cure) devant être enseignées à une approche globale (care) de l'éducation à la santé en passant par le conseil et le soutien aux écoles et enseignants. Cette recherche avance des pistes de réflexion en ingénierie de la formation initiale ou continue avec comme objectif la construction de la spécificité de l'infirmière scolaire comme « une pratique spécialisée en soins infirmiers ».

Bibliographie

Cardot JP., Berger D. (2012). Formateurs en éducation à la santé : un outil d'analyse des conceptions. *Revue Spirale,* (50), 167-180.

Creswell JW. (2009). Research design: qualitative, quantitative, and mixed methods approaches. 3e éd. Thousand Oaks (California): Sage publications.

Repères et références statistiques. (2016). Paris : *Repères et références statistiques sur les enseignements, la formation et la recherche.*

https://www.enseignementsup-recherche.gouv.fr/cid106595/reperes-et-references-statistiques-edition-aout-2016.html

Hoekstra, B., Young, V., Eley, C., Hawking, M., McNulty, C. (2016). School Nurses' perspectives on the role of the school nurse in health education and health promotion in England: a qualitative study. Article in BMC Nursing, 15(1) · December 2016. Disponible à l'adresse : https://pubmed.ncbi.nlm.nih.gov/28050164/

Broussouloux, S. (2016). Evaluation du processus d'implantation d'un dispositif global de promotion de la santé en milieu scolaire, liens avec le climat scolaire et la réussite scolaire Soutenue le 16-02-2016 à Lyon

Whitehead, D. (2006). The health-promoting school: What role for nursing? in Journal of Clinical Nursing 15(3):264-71 · April 2006 DOI: 10.1111/j.1365-2702.2006.01294.x · Source: PubMed

Adams S. (2009). Use of Evidence-Based Practice in School Nursing. The Journal of School Nursing. 2009 August, 25, (4), 302-313. doi:10.1177/1059840509335008.

Les Standards de pratique pour l'infirmière en santé scolaire (2015) Ordre des infirmières et infirmiers du Québec, Bibliothèque et Archives nationales du Québec, ISBN 978-2-89229-662-4 (PDF) (2e édition).

Pingoud, K. (2004). Elaboration d'un référentiel de compétences pour exercer la profession d'infirmière en milieu scolaire *Santé publique, 16*, (2), 225-238.

Les ateliers d'analyse des pratiques professionnelles, un dispositif au service du développement de compétences réflexives pour les métiers de l'humain

Jean-Marc PARAGOT
Responsable du master IFF à l'Université de Lorraine/Inspé

Rozenn De LAVENNE
Infirmière Conseillère technique auprès de la Rectrice (du Grand-Est)

Cet article écrit à quatre mains permettra de situer le métier d'Infirmiers Infirmières scolaires de l'éducation nationale et de l'enseignement supérieur (INFENES) au sein des métiers de l'humain, puis de montrer comment le dispositif Clinique de formation aura permis sa professionnalisation depuis dix ans.

L'infirmière contemporaine ne peut se définir que si elle prend en compte l'histoire de la profession, intimement liée au sort des femmes, qui influence ce qu'elle est aujourd'hui. Les influences sont : la religion, l'évolution de la médecine, les guerres, la politique.

1. Les femmes qui soignent

Au début de l'humanité, ce sont des femmes qui prennent soin des populations, ce sont les matrones dont l'objectif principal était la continuité de la vie qui, en outre, accompagnent les femmes lors de l'accouchement, participent aussi à soigner les corps et les maux du quotidien, notamment par l'utilisation des plantes. Ces connaissances et ces savoirs expérientiels sont transmis oralement. La montée des religions va profondément influencer ces soins, il faut sauver les âmes souvent damnées par la lâcheté de ce que produit le corps au travers, par exemple, des sept péchés capitaux. Ces âmes damnées (vénériens, fous, orphelins, exclus...) sont, au Moyen-Age, regroupés dans des *enfermeries* et surveillés par des « *enfermiers* », chargés de contenir, au sens de contenant, ceux que l'on ne peut maîtriser. Deux influences vont remettre en cause cette légitimité. Les religieux vont focaliser sur les matrones, qui s'occupent des corps et non des âmes, et les ériger en « sorcières ». En parallèle, il y a les guerres au cours desquelles les hommes, parce qu'ils sont forts, vont être amenés à contribuer aux soins des blessés, développer la chirurgie. Ils utiliseront certains savoirs des sorcières, dans une démarche de transcription de leurs résultats, et développeront ainsi jusqu'au XVIIe siècle le socle des études médicales : « *toute femme n'ayant pas fait d'études médicales est déclarée sorcière et doit périr* ».

Les femmes, majoritairement des religieuses, sont reléguées à des tâches subalternes prescrites par eux. Ces religieuses ne sont pas rémunérées, tout comme des femmes bien nées, qui dans un souci de charité de son prochain, vont participer à soigner. L'une d'entre elles, Florence Nightingale, lors de la guerre de Crimée sera la précurseure des sciences infirmières, en identifiant par l'observation et par son expérience, l'importance de l'hygiène et de la présence auprès des blessés : « *il ne suffit pas de panser, il faut accompagner les personnes* ». Sa condition sociale lui permettra de diffuser auprès d'autres ces préceptes, comme Léonie Chaptal qui ouvrira en France une école d'infirmières.

Après le statut de garde-malade et d'ambulancière, la profession d'infirmière en France est reconnue par l'obtention d'un certificat en 1922 où apparaît également la notion d'auxiliaire médicale (toujours d'actualité). Ces changements interviennent dans un mouvement sociétal de laïcisation, visant à écarter les religieux et les religieuses des pouvoirs qu'ils s'étaient appropriés. Marie-Françoise Collière infirmière et anthropologue parle pour la profession « d'une filiation médicale patrilinéaire qui se superpose à la filiation religieuse matrilinéaire ».

C'est toutefois après les mouvements sociaux de 1968, qui ont notamment interrogé la place des femmes, que la profession évolue. Le rôle propre de l'infirmière est inscrit dans un texte législatif de 1978, reconnaissant une spécificité professionnelle. Les accords européens de Bologne de 1992, relatifs au processus d'universitarisation, conduisent les élèves infirmières à devenir des étudiantes et les écoles, des instituts de formation en soins infirmiers. Pourtant ce n'est qu'en 2009, avec la refondation de la formation initiale que la profession sera reconnue au grade licence.

2. La santé à l'école

La santé à l'école s'inscrit également en parallèle dans l'histoire. C'est le processus de laïcisation, après la révolution française, qui pose la première fois le principe de médecine scolaire. Le décret Lakanal en 1793 institue l'inspection médicale scolaire, qui reste à l'état de projet : l'hygiène des Lumières fait la première fois le lien entre santé et conditions de vie. Tout au long du XIXème, les théories hygiénistes vont s'introduire à l'Ecole, édictant des règles de salubrité, puis des règles de médicalisation et de normalisation sanitaire pour lutter contre les maladies ; les « fléaux » de l'époque, notamment l'alcoolisme, les maladies vénériennes, la tuberculose, la malnutrition .... Ces théories sont portées par les Instituteurs. En 1934 est créé un service de santé scolaire sous l'autorité du ministère de l'Education Nationale, et c'est après la deuxième guerre mondiale en 1947 que la profession d'infirmière est nommément citée, en tant qu'infirmière d'internat au sein d'un service national d'hygiène scolaire et universitaire. Elles sont logées, travaillent « 23 h sur 24 » et s'occupent des élèves internes malades, qui ne rentrent dans leurs familles que très rarement pendant l'année scolaire. Leurs activités sont principalement l'administration de traitements prescrits par des médecins, et la surveillance des élèves en isolement à l'infirmerie. Les infirmières dites d'internat resteront, quelle que soient les réformes réglementaires, à l'éducation nationale et sous l'autorité des chefs d'établissements. Elles bénéficient des textes émanant du ministère de l'éducation nationale qui progressivement s'engagent dans une démarche d'éducation à la santé (1973 : circulaire Fontanet : introduction de l'éducation sexuelle), puis sur des concepts de promotion de la santé jusqu'en 1998, où sont mieux définis les rôles de chacun avec la circulaire fondant les Comités d'éducation à la santé et à la citoyenneté. C'est finalement grâce à l'impulsion des directives de l'Organisation Mondiale de la Santé (O.M.S), qui proposent une nouvelle définition de la santé et prononcent un plaidoyer sur la promotion de la santé au travers de la Charte d'Ottawa (1986), que les infirmières exerçant dans le premier degré et les collèges seront rattachées au ministère de l'éducation nationale après 20 ans passés sous l'autorité du ministère de la santé. Les médecins rejoindront le ministère de l'éducation nationale seulement en 1991, soit 6 ans après les infirmières qui se sont autonomisées et emparées de la prescription réglementaire propre à l'Education Nationale.

Douguet et Vilbrod (2007) dans leur ouvrage « Le métier d'infirmière libérale » souligne que : « Tous ces héritages doivent bel et bien être endossés par les infirmières et éclairent d'ailleurs les tensions, les dilemmes qui continuent à traverser une profession mal affranchie des tutelles passées ».

Cet héritage, nous devons en avoir conscience, car il impacte fortement l'exercice professionnel contemporain, et il est prédictif d'une forme de normalité sociale de ce qui est attendu des infirmier-e-s, et dont certains éléments émergent lors des ateliers d'analyse des pratiques professionnelles (AAPP).

3. Une étape de professionnalisation

Dans l'académie de Nancy-Metz, nous avons fait le choix d'instituer ces ateliers dans le plan de formation dès 2007. L'idée première était de trouver des solutions pour rompre l'isolement professionnel, souvent exprimé. En effet, les infirmier-e-s de l'Education Nationale sont seul-e-s et uniques dans les établissements scolaires, le travail en équipe se fait avec des professionnels de l'éducation et non avec des professionnels du soin, qui ne portent pas toujours les mêmes objectifs de santé.

L'originalité a été de proposer que les infirmier-e-s soient formées pour animer ces ateliers pour leurs pairs professionnels. Une psychologue clinicienne a accepté de relever ce défi, et a formé une équipe de 12 personnes, qui, pendant 3ans, a proposé des groupes d'échanges de pratiques professionnelles, avec une forte composante psychologique. En 2010, c'est un formateur universitaire qui prend le relai de cette formation de formateurs ; les échanges de pratiques se transforment en atelier d'analyse des pratiques professionnelles et s'appuient sur des concepts des métiers de l'Humain, des sciences de l'éducation, de la clinique de l'activité, et sur le principe de la réflexivité...

Au-delà de l'atteinte de l'objectif originel, le dispositif de formation produit des praticiens réflexifs qui s'emparent des objets issus de l'analyse des situations, au travers des fragments et des blocs émergents. En 2015, nous avons le privilège de faire une communication : « De l'infirmière scolaire à l'infirmière de l'éducation nationale, actrice pour une institution bienveillante. » lors du colloque IDEKI « Didactiques et métiers de l'Humain », à Colmar. Nous avons, au travers d'une recherche exploratoire, décrit en quoi les AAPP ont engagé un processus réflexif des pairs impliqués, déterminant une ébauche de parcours de professionnalisation. L'analyse de soixante-cinq fragments issus des ateliers, a permis de mettre en lumière ce qui est partagé en quatre catégories, elles-mêmes décomposées en sous-catégories : la posture professionnelle, l'accompagnement, le partenariat et la disqualification professionnelle.

L'identité professionnelle de l'INFENES est à la fois une quête et un mouvement permanent. Les AAPP nous ont permis, dans une démarche de clinique de l'activité, d'appréhender la résolution de situations de travail empêtrantes, dans lesquelles les pratiques professionnelles sont interrogées.

Concomitamment, avant d'appréhender l'importance de la mise en perspective des concepts, nous utilisions, de façon empirique, la réflexivité pour travailler sur les gestes professionnels. Ainsi le plan de formation est construit de façon à ce que chacune des 320 infirmières puissent, la même année, réfléchir sur une facette des pratiques à l'éducation nationale afin de développer des compétences réflexives sur les activités menées au quotidien (démarche clinique, consultation infirmière, rôle dans les activités en collectif, épidémiologie, soin infirmier à l'éducation nationale...), et faire communauté.

Le plan de formation est ainsi imbriqué entre AAPP et travail sur les gestes professionnels spécifiques, dispositifs alliant « *Bottom up* » et réflexivité. Son objectif est de permettre à chaque infirmier-e de l'Académie d'entrer dans un processus de professionnalisation. Notre visée est de renforcer la posture d'accompagnement (Paul, 2004), mais aussi de nous engager dans une éthique du lien au sens où l'entend M. Cifali (2020), pour assumer notre engagement auprès des enfants et des adolescents en développement et de leurs familles, tout au long de leur scolarité.

Après dix années de construction du dispositif de formation de formatrices en AAPP avec et pour les INFENES, il devient intéressant de nous poser la question de ce que cette expérience nous a permis de mettre à jour. La lecture d'articles italiens concernant la Clinique de la formation (avec un C majuscule) servira de point de départ pour ce travail de reprise et de mise en perspective.

4. La clinique de formation des INFENES

La Clinique de la formation est un terme construit en Italie par R. Massa en 1988. Il permet de poser quelques perspectives en nous appuyant sur trois fonctions essentielles selon lui. La fonction heuristique de recherche et de connaissance de et sur l'objet « formation ». Il nous permet de saisir la formation par les AAPP comme un potentiel objet de recherche depuis quinze années.

La fonction formatrice de transformation non seulement cognitive mais aussi affective et émotionnelle pour les participants c'est-à-dire une formation de premier niveau (individuelle et collective). La dynamique du groupe et le cadre du dispositif AAPP (confidentialité, non jugement implication subjective) permettent ces transformations en sécurité.

La fonction de *counseling* d'ordre pédagogique ou de supervision, autrement dit une formation de deuxième niveau. Très vite, en Lorraine ce travail de second niveau a pu servir de levier à des formes de développement personnel (reprises d'études, participation à des groupes de travail et de recherche) et professionnel (supervision, tutorat, accompagnement, statut de formatrices de formatrices)

Gageons que cette activité de formation à et par la réflexivité nous permette d'envisager des formes conceptuelles rénovées voire de percevoir un décalage sensible entre avant et après cette expérience. Nous pourrons alors convenir que cette expérience aura produit du développement chez les auteures de ces transformations et de la professionnalisation pour le corps professionnel des INFENES.

4.1. La pensée clinique théorisée en Italie en 2018

Selon les auteurs, la Clinique de la formation établit un parcours et un cadre ayant « comme **objet** la formation, comme **procédure** la méthode clinique, comme **stratégie** d'action le fait de penser et d'apprendre d'après l'expérience, comme **but** l'acquisition d'une sensibilité plus fine, d'une capacité de réflexion, de regard critique envers ses propres pratiques formatives et de son propre rôle de formateur » (Rezzara et Ulivieri-Sticozzi, 2004, p 42). Dans la mise en place des ateliers d'analyse des pratiques professionnelles, nous proposons un cadre composite qui reprend ces éléments en les adossant à des concepts précis et à des cadres conceptuels identifiables.

4.2. La formation et le développement comme objet

Pour les INFENES, l'objet des ateliers est la profession d'infirmière « Education Nationale » dans les contextes variés où elle peut s'exercer. Pour les formatrices (infirmières elles-mêmes) il s'agit des journées de formation qu'elles animent au profit de leurs collègues. Les concepts au travail sont le développement professionnel, l'identité métisse (éducation nationale et santé...), la distance de professionnalité dans les métiers de l'humain, l'éthique et la responsabilité face à des enfants en développement, l'isolement professionnel et le nécessaire effort d'intelligence collective (spécialisme). Nous proposons pour mieux cerner les objets au travail une partie de l'article paru en 2018.

Les notions

Les notions mises en évidence pour la catégorie *posture professionnelle* sont l'organisation du travail, la distance de professionnalité, les gestes professionnels en fonction du lieu d'exercice, les gestes spécifiques à l'environnement scolaire, la protection dans le sens de « se protéger » ; sous le terme de *responsabilité* nous retrouvons les notions de secret professionnel et de légalité-illégalité. Enfin ce qui avait été classé dans les *limites professionnelles* recouvrent les termes de seuil critique de tolérance, d'éthique et de valeurs, d'usure professionnelle, de manque de reconnaissance, de temporalité et d'environnement matériel et professionnel.

Les catégories

La catégorie *« accompagnements »* est dédiée plutôt à *l'élève et éventuellement sa famille*, et englobe les notions d'in substituabilité, de suivi individuel, de vigilance particulière liée à un risque potentiel détecté et pour une situation, l'accompagnement exceptionnel de fin de vie. La catégorie *« partenariats »* concerne plutôt le travail en équipe pour ce qui est de la communication et de la collaboration, et la co-éducation pour le travail avec les parents. Pour finir la catégorie *« disqualification professionnelle »* est ici représentée par une maltraitance psychologique. Voyons maintenant le second élément que les auteurs italiens proposent et comment les AAPP peuvent être caractérisés comme une procédure clinique.

4.3. La procédure clinique en AAPP

Le « fragment » est un événement travaillé, focalisé, explicité qui permet, en présence, le travail de conscientisation pour « le héros d'abord » car en effet, « Le corps dont il s'agit, c'est le corps que le sujet met en jeu du fait qu'il parle, c'est le corps vivant et jouissant. Pour qu'un signifiant s'incarne, il ne suffit pas qu'il prenne forme de lettre dans la langue. Il faut encore qu'il implique le corps vivant de celui qui parle. » (Malengreau, 2004).

Ensuite pour le groupe, les Autres, par la réalisation « d'échos » ou associations libres dans « l'ici et maintenant » de l'atelier, que nous justifions comme autant d'événements qui ramènent chacune et chacun dans une nécessaire construction du savoir, du rapport au savoir et de l'impossibilité du sujet sachant voire de la contingence. Nous sommes alors dans une perspective de didactique clinique où le rapport au savoir est à penser, à travailler, à accomplir.

« C'est dans le plus particulier qu'il y a de l'Autre »[1] et c'est à ce titre que le singulier s'avère être une affaire de corps et de présences. « Cela nous indique déjà qu'il ne suffit pas de rencontrer des choses par hasard pour que du nouveau surgisse. Le hasard comme tel n'est pas producteur de nouveau. Ça peut tout aussi bien nous précipiter du côté de la répétition. Cette formule de "Télévision" nous indique d'une manière concise qu'entre le particulier d'un côté et le nouveau de l'autre, il y a la contingence en tant qu'elle porte à l'acte ».

---

[1] Laurent E., « Usages du symptôme », *La Lettre Mensuelle de l'Ecole de la Cause Freudienne,* n° 178, p. 12.

La seconde formule est construite à partir du séminaire de Lacan : *« Les non-dupes errent »*, (inédit, séance du 15/1/74) : « Le dire vrai, c'est le dire qui suit la contrainte de la règle fondamentale. C'est le dire qui va de particularité en particularité. Ce dire trace une rainure, crée un lieu où pourra venir s'établir entre deux sujets quelque chose qui supplée au rapport sexuel qui manque. Ça vaut la peine de traîner à travers des particularités pour que quelque chose de la singularité ne soit pas omis, ça vaut la peine de se laisser aller au dire vrai, pour que s'écrive ce que chacun met à la place du rapport sexuel qui n'existe pas ».

Les ateliers d'analyse des pratiques professionnelles engagent à dire des choses authentiques dans l'instant pour le « héros » comme pour toutes celles et tous ceux qui vont prendre la parole aux différents temps de celui-ci. Les paroles se tissent entre elles et relient les expériences singulières en savoirs partageables. Le travail de théorisation s'initie également dans le temps partagé et engage (ou pas) chacune et chacun dans des formes ultérieures de reprise qui viendront prendre sens au sein du pot commun construit peu à peu d'une fois sur l'autre. Une forme de double reconnaissance sera à l'œuvre : ce qui est construit par nous, comme un bien commun et la présence qui nous rassemble à chaque date, comme un rendez-vous.

Le travail de conceptualisation indispensable à l'expertise réflexive permet de dégager des « blocs émergents » qui éclairent et questionnent les pratiques singulières. Peu à peu nous construisons des savoirs conceptuels de la profession qui deviennent des savoirs pour autrui, des savoirs partageables. D'autres attestent du bien-fondé des emprunts et importations du champ de la clinique. Quelques exemples pour mémoire qui seront complétés dans l'article de la nouvelle revue pour l'Enfance et l'adolescence (Frisch et Paragot, 2020).[2]

En conclusion nous proposons de concevoir les AAPP comme un dispositif d'une Clinique de la formation car nous savons aujourd'hui que nous y disposons d'un **matériel linguistique**, iconique et culturel comme opportunité de médiation au sein du groupe et d'élaboration des traces en archives (deixis). Que l'atelier est un **groupe** comme espace potentiel (Winnicott, 1971) et aussi comme expérience et lieu de la reliance sociale, des alliances inconscientes, des proximités subjectives voire émotionnelles, des influences en font un espace protomental (Bion 1961). Nous y vivons un moment **la Clinique de la formation** pour accepter la latence de ce qui se joue, se tait, se ressent et qui demeurerait autrement inexprimé. Les statuts variables du silence et de la prise de parole sont des indicateurs de la présence clinique de chacun qui se construit en temps et en grandeur réels pendant les Ateliers. Enfin, Il y a la notion **d'événement éducatif** qui devient de plus évident dans le travail en action et s'impose dans le travail réflexif des INFENES qui interpelle et interpellera tous les acteurs de l'éducation. Il nous engage à penser le **spécialisme** de chacun de ces métiers de l'éducation et de la formation au service d'une école qui accompagne le développement des jeunes qui lui sont confiés.

---

[2]« L'impossible à supporter » (Carnus et Terrisse, 2009) ; « Les empêchements » (Schapp).
« L'Altérité » c'est travailler avec un autre soi-même : ce qui vaut pour moi vaut pour toi et réciproquement. (Lévine, Moll)
« La subjectivité assumée » : ce qui se passe me touche mais ne m'interdit pas d'agir. (Cifali 1996, 2018)
Imprévu/événement/surgissement/urgence (P. Perrenoud, 2001) ;
Co influences (l'influence qui guérit, T. Nathan, 1994)

Bibliographie

Chollet, Mona. (2018). *Sorcières : la puissance invaincue des femmes.* Paris : Zones.

Cifali, Mireille. (2020). *Tenir parole. Responsabilités des métiers de la transmission.* Paris : PUF.

Collière, Marie Françoise. (1982). *De la pratique des femmes soignantes aux soins infirmiers.* Paris : Inter éditions.

Doguet Franck, Grange Christine, De Lavenne Rozenn, Pourcher Céline & Szymkowiak Martine. (2018). De l'infirmière scolaire à l'infirmière de l'éducation nationale réflexive, active pour une institution bienveillante. In Frisch Muriel. *Construction de savoirs et de dispositifs.* Paris : L'Harmattan, pp. 122-137.

Douguet, Florence et Vilbrod, Alain. (2007). Les infirmières libérales et les autres professionnels du secteur sanitaire et social : une coopération jamais acquise toujours à construire et à reconstruire. *Dossiers Solidarité et Santé,* pp.51-64. ⟨hal-00673225⟩

Frisch, Muriel et Paragot, Jean-Marc. (2020). Professionnalisation des infirmiers et infirmières scolaires avec un dispositif d'Atelier d'Analyse des Pratiques Professionnelles (AAPP) et dans des formes de rapports aux savoirs. *Nouvelle Revue de l'Enfance et de l'Adolescence,* n° 3 |2020/2. Paris : L'Harmattan.

Magnon, René. (1982). *Le service infirmier ces trente dernières années.* Paris : Le Centurion.

Malengreau, Pierre (2004). L'association libre, une pratique de la contingence. *La Cause freudienne,* n°56, 2004/1 , pp. 91-100.

Orsenigo Jole et Ulivieri-Sticozzi Stefania. (2018). *Cliopsy* n° 20, pp. 39-54, Décembre.

Paragot, Jean-Marc. (2014). *Parcours d'un responsable de formation : du métier vers la profession.* Paris : L'Harmattan.

Paul, Maela. (2004). *L'accompagnement : une posture professionnelle spécifique.* Paris : L'Harmattan.

Ricoeur, Paul. (1990). *Soi-même comme un autre.* Paris : Le Seuil. Essais.

LES ANALYSES RÉALISÉES À PARTIR DES ATELIERS

Premier atelier

L'identité professionnelle expériences singulières et collectives

Analyse réalisée par Sébastien THILLY
(Doctorant au Cérep) à partir du travail mené en atelier et avec la participation de : C. Grangé, A. Monin, A. Gracz, A-C Majri, S. Frison, B. Raulin.

Introduction

L'atelier auquel nous avons participé avait pour objectif d'évoquer l'identité professionnelle de l'infirmière de l'Éducation Nationale en abordant l'expérience singulière et collective, au-delà des représentations sociales habituelles de la profession. Nous nous interrogions sur la possibilité d'une reconnaissance en tant que soignante lorsque la pratique professionnelle conduit à prendre en charge une population apathologique en développement dans un contexte éducatif. Nous proposons dans ce chapitre de questionner les processus biographiques et relationnels (Dubar, 2010) des infirmières de l'Éducation Nationale, afin de révéler cette spécialité infirmière émergente. En analysant les traces d'efficacité réflexive (Frisch, 2016) présentes dans les identités assumées du processus relationnel, nous mettrons en avant le travail de contre-transposition didactique (*Ibid.*) révélateur de la construction de savoirs et de connaissances pour les métiers de l'humain à partir des discours prodigués au sein de cet atelier par les infirmières de l'Éducation Nationale sur leur activité professionnelle.

1. Regard sur l'identité professionnelle des infirmières de l'Éducation Nationale

Claude Dubar (2010) est le premier à dépasser le clivage entre la psychologie et la sociologie à travers les identités individuelles et les identités collectives. Pour lui, l'identité correspond à un processus initié dans l'enfance, qui n'est pas construit seul par les individus. La construction identitaire se produit sous le regard d'autrui par le biais d'une suite de socialisations qui s'appréhende comme un processus de construction, déconstruction et reconstruction d'identités. Elle est une articulation entre deux processus liés à deux transactions : un processus biographique de construction de l'identité, fonctionnant comme « transaction "interne" à l'individu » et un processus relationnel, fonctionnant comme « transaction "externe" entre l'individu et les institutions avec lesquelles il entre en interaction » (*Ibid.*, p. 103). Ces deux processus sont dynamiques, en interaction et inséparables : « Je ne sais jamais qui je suis que dans le regard d'Autrui » (*Ibid.*, p. 104). Nous allons maintenant définir ces processus biographiques et relationnels puis les étudier à travers les discours dans l'atelier des infirmières de l'Éducation Nationale.

1.1. Le processus biographique des infirmières de l'Éducation Nationale

Le processus identitaire biographique, dont découle l'identité pour soi, se situe dans une dimension biographique, temporelle et subjective. En lien avec les trajectoires sociales, il concerne « l'incorporation de l'identité par les individus eux-mêmes » (Dubar, 2010, p. 107). L'identité pour soi, également appelée « identité sociale réelle » par Goffman (1975), est basée sur des actes d'appartenance qui se rapportent à ce que nous disons de nous-mêmes, ce que nous disons que nous sommes. Elle évolue dans le temps, par étapes successives, par un processus de construction, de déconstruction et de reconstruction d'identités sociales et professionnelles en fonction d'appartenances successives (familiale, scolaire, professionnelle). La transaction interne ou subjective, qui en découle, marque une continuité ou une rupture entre les identités héritées et les identités visées, « entre la nécessité de sauvegarder une part de ses identifications antérieures (identités héritées) et le désir de se construire de nouvelles identités dans l'avenir (identités visées) » (Dubar, 2010, p. 107). Les identités héritées sont issues des éléments objectifs de l'identité sociale à travers les origines et trajectoires socio-professionnelles, tandis que les identités visées sont liées aux perspectives d'évolutions professionnelles envisagées. Dans cet atelier, les identités visées n'ont pas été évoquées par les infirmières de l'Éducation Nationale présentes. Mais nous avons relevé dans leurs discours des fragments de leurs identités héritées que nous allons maintenant présenter.

Les infirmières de l'Éducation Nationale, qui participent à cet atelier, évoquent un socle commun culturel lié à leur formation initiale infirmière qui a lieu dans un Institut de Formation en Soins Infirmiers (IFSI) : « La culture est la formation commune, quand on est infirmier on est tous issus des IFSI et donc ça, ça va être la partie fixe ». Au cours des échanges, cet élément revient une nouvelle fois : « Effectivement avant d'être infirmières, les infirmières sont sélectionnées pour entrer à l'IFSI ». Puis à partir de ce socle commun, des trajectoires individuelles vont se dessiner.

Au niveau des trajectoires professionnelles, nous relevons de nouveaux parcours professionnels à travers des « professionnels qui arrivent dans l'Éducation Nationale et qui sortent d'IFSI. [...] Là depuis quelques années, il y a beaucoup de jeunes diplômées, un certain nombre de jeunes diplômées qui choisissent d'y aller en premier poste ».

Auparavant devenir infirmière de l'Éducation Nationale semblait être un choix plutôt effectué en fin de parcours professionnel, après un exercice hospitalier plus classique : « Il me semble que ce métier d'infirmière de l'Éducation Nationale était avant essentiellement une seconde carrière, c'est des personnes qui avaient déjà auparavant travaillé dans des milieux différents ». Cela parait être moins le cas actuellement, en lien avec un refus d'exercer en milieu hospitalier, avec des « collègues qui antérieurement se dirigeait de prime abord sur une carrière plutôt hospitalière, en fait beaucoup de collègues ne veulent pas commencer à travailler à l'hôpital, elles veulent donner un autre sens. Donc en fait les projets professionnels ne sont pas les mêmes ».

Au cours des échanges, des hypothèses sont avancées pour tenter d'expliquer cette nouvelle orientation vers l'Éducation Nationale en début de carrière par les néo-professionnelles infirmières. Nous serions face à un rejet du système hospitalier : « Alors est-ce que ça ne leur convient pas au niveau du système hospitalier ? ». À travers ce rejet, c'est la vision du soin qui est questionnée et une volonté affichée de préférer les soins relationnels aux soins dits « techniques », davantage gestuels : « Moi j'ai fait des stages à l'hôpital pendant mes études, j'ai pas envie d'être une infirmière à l'hôpital, j'aspire à autre chose et pour moi le soin technique c'est plutôt de l'accompagnement autour des élèves ». Ce changement aurait été initié par le dernier référentiel de formation infirmière issu de l'arrêté du 31 juillet 2009, qui privilégiant une vision holistique de la personne soignée et mettant davantage en avant l'aspect préventif de la profession infirmière qu'auparavant, entrainerait ce rejet de l'Hôpital : « On a quand même beaucoup plus de champs de promotion de la santé. [...] Il y a une vision complètement différente de ce qu'est une infirmière et du soin, qui n'est plus le soin écartelé dans les différentes spécialités médicales mais qui est un soin global ». Le rejet du système hospitalier en crise et sa vision d'un soin essentiellement curatif et gestuel entraineraient donc une orientation professionnelle chez les infirmières nouvellement diplômées vers l'Éducation Nationale où la vision du soin se situe dans une dimension préventive et relationnelle.

Nous allons poursuivre cette réflexion sur l'évolution de la vision du soin infirmier en abordant le processus identitaire relationnel des infirmières de l'Éducation Nationale, à travers leurs identités assumées et leurs identités attribuées.

1.2. Le processus identitaire relationnel des infirmières de l'Éducation Nationale

Le processus identitaire relationnel, dont découle l'identité pour autrui, se situe dans une dimension relationnelle, spatiale et objective. En lien avec les systèmes d'action et les rapports de force auxquels l'individu est soumis, il concerne « l'attribution de l'identité par les institutions et les agents directement en interaction avec l'individu » (Dubar, 2010, p. 107). L'identité pour autrui, également appelée « identité sociale virtuelle » par Goffman (1975), est basée sur des actes d'attribution qui se rapportent à ce que les autres disent de ce que nous sommes. Elle est liée à la reconnaissance ou à la non-reconnaissance des identités proposées par l'individu aux institutions et aux personnes en interaction avec lui dans un espace commun. La transaction externe ou objective aboutit à cette reconnaissance ou à cette non-reconnaissance sociale entre les identités assumées par les acteurs et les identités attribuées par et dans les institutions. Les identités attribuées sont liées à la reconnaissance ou à la non-reconnaissance professionnelle, alors que les identités assumées s'appliquent aux rôles professionnels intériorisés en contexte.

Au niveau de leurs identités attribuées, nous percevons que les infirmières de l'Éducation Nationale semblent peu reconnues professionnellement comme le relève une enseignante au cours des échanges : « C'est vrai qu'entre guillemets les infirmières scolaires sont totalement inexistantes, c'est à dire qu'on ne fait quasiment jamais appel à elles ». Une autre enseignante verbalise le fait de peu voir l'infirmière de son établissement scolaire, sans chercher à la joindre même quand elle en ressent l'utilité : « L'infirmière scolaire, pour avoir tourné dans les écoles j'ai dû la voir peut-être deux fois en dix ans. [...] C'est à dire que je sais que j'aurais pu l'appeler ». Une directrice d'école prend par ailleurs conscience au cours de l'atelier que les infirmières de l'Éducation Nationale pourraient avoir leur place dans les réunions de rentrée ou les conseils d'école, tout en verbalisant ne jamais les y avoir conviées ! Les infirmières de l'Éducation Nationale ne semblent pas reconnues non plus par les parents d'élèves car elles ne correspondent pas à l'image de l'infirmière technicienne du soin : « Pour accompagner et déconstruire certaines représentations de l'infirmière par les parents qui ont une perception de l'infirmière qui à un moment donné fait des prises de sang. À l'Éducation Nationale, je pense que ce n'est pas facile pour les parents de voir ce professionnel de la santé et de comprendre ses missions ». Nous remarquons donc une non-reconnaissance du rôle professionnel des infirmières de l'Éducation Nationale à travers ces différents discours : « C'est ce décalage entre l'identité que les infirmières de l'Éducation Nationale déclarent et puis la perception qui en est faite par les autres et qu'il semble-là ne pas y avoir de reconnaissance en fait entre l'image globalement perçue par les enseignants ». Après avoir repris des éléments sur l'image professionnelle perçue des infirmières de l'Éducation Nationale par leurs collaborateurs proches (enseignants, directeurs d'écoles et parents d'élèves) et souligné la non-reconnaissance professionnelle qui semble en découler, nous allons nous intéresser aux discours des intéressées sur leurs propres pratiques professionnelles.

Les infirmières de l'Éducation Nationale détiennent le même diplôme que les autres infirmières mais subissent une double prescription règlementaire : celle du ministère de l'Éducation Nationale et celle du ministère des Solidarités et de la Santé. À propos du rôle professionnel investi par les infirmières de l'Éducation Nationale, une évolution est soulignée à travers la dénomination des infirmières exerçant en établissement scolaire : « On est passé de l'infirmière scolaire à l'infirmière de l'Éducation Nationale avec une mutation qui s'est opérée ». En effet, les infirmières présentes dans l'atelier mettent en avant la prépondérance de leur rôle propre sur leur rôle sur prescription dans leur activité professionnelle, à l'opposé d'un service hospitalier où les proportions leur paraissent inversées : « Complètement à l'inverse, 95 % sur un rôle propre [...] et 5 % sur un rôle prescrit ». Cette part importante du rôle propre dans leurs activités, ainsi que l'autonomie inhérente signent la spécificité de leur pratique professionnelle. L'exercice d'infirmière de l'Éducation Nationale est alors qualifié de spécialité : « c'est réellement une spécialité puisqu'on sort quasiment de notre rôle propre à l'hôpital ou en libéral ou dans les EHPAD. Et quasiment sur du 95 % du rôle prescrit et 5 % du rôle propre [...]. Alors qu'à l'Éducation Nationale, on est dans une pratique complètement à l'inverse ». Nous faisons le lien avec les trajectoires professionnelles précédemment évoquées qui révélaient un choix de l'orientation professionnelle des infirmières de l'Éducation Nationale lié à un penchant pour les soins relationnels (relevant du rôle propre) au détriment des soins gestuels techniques (relevant du rôle sur prescription).

Par ailleurs, les infirmières de l'Éducation Nationale mettent également en avant leurs compétences relationnelles mises au service d'un travail de « co-construction professionnelle autour des besoins des enseignants, de l'enfant et puis l'alliance parentale ». Ces « compétences d'habileté d'aller voir les partenaires » sont un autre élément de spécificité en faveur de la spécialité revendiquée des infirmières de l'Éducation Nationale : « Je pense qu'une des spécificités justement de l'infirmière de l'Éducation Nationale c'est de travailler avec tous les partenaires ».

Après avoir abordé le processus relationnel, nous allons, à partir des identités assumées, revendiquées, identifiées comme traces d'efficacité réflexive (Frisch, 2016), dégager le travail de contre-transposition didactique (*Ibid.*) générateur de savoirs et de connaissances.

2. Les savoirs et connaissances issus de la contre-transposition didactique

Au niveau des identités assumées issues des discours des infirmières de l'Éducation Nationale présentes dans cet atelier, nous avons relevé deux éléments qui nous semblent être des manifestations d'efficacité réflexive : l'identification de la prédominance du rôle propre dans leurs pratiques et les compétences relationnelles au service d'un partenariat professionnel dans le contexte singulier de l'éducation à la santé en enseignement primaire et secondaire.

2.1. L'identification de la prédominance du rôle propre dans leurs pratiques

La loi du 31 mai 1978 donne une nouvelle définition de l'infirmière en introduisant notamment le rôle propre infirmier. Ce dernier, fondé sur une approche globale de la personne, s'oppose à l'image de l'infirmière technicienne en créant un paradoxe qui repose sur le fait que « les écrits prônent le « rôle propre infirmier » et la réalité montre une activité infirmière concentrée sur les soins techniques » (Jeanguiot, 2006, p. 88). Néanmoins le patient est maintenant davantage perçu comme un être biopsychosocial dans une dimension holistique. Cette autonomie induite par le rôle propre infirmier (en opposition au rôle sur prescription médicale) reste peu visible du grand public, qui perçoit toujours l'infirmière comme une auxiliaire médicale (Jeanguiot, 2006). À son origine, le rôle propre infirmier se développe dans les soins effectués en autonomie principalement relatifs à l'accompagnement des gestes de la vie quotidienne (toilette, alimentation...) et aux soins relationnels. Puis le concept de santé (un des quatre concepts constitutifs du méta-paradigme infirmier avec la personne, le soin et l'environnement (Fawcett, 1984)) défini initialement par l'absence de maladie évolue pour devenir en 1946 selon l'Organisation Mondiale de la Santé (OMS) un état de complet bien-être physique, mental et social. Associé à l'émergence du rôle propre, ce changement a un impact sur le concept des soins infirmiers qui deviennent préventifs, curatifs et palliatifs (article R. 4311-2 du Code de la santé publique). Une différenciation s'opère alors entre le *cure* associé aux sciences médicales (et donc lié au rôle sur prescription) et le *care* spécifique du rôle infirmier propre. Inspiré par l'approche humaniste de Carl Rogers (2005), le *care* est introduit par Jean Watson (1979) dans le domaine des soins infirmiers. Traduit en français par « prendre soin », le *caring* est défini par Mayeroff comme « l'activité d'aider une autre personne à croître et à s'actualiser, un processus, une manière d'entrer en relation avec l'autre qui favorise son développement » (cité par Hesbeen, 1999, p. 2). Jean Watson (1998) développera une théorie du *caring* et fera de la discipline infirmière, la science du *caring*. Nous avons vu précédemment que le rôle propre est très essentiellement (voire quasi-exclusivement) constitutif de la pratique des infirmières de l'Éducation Nationale. Cela marque la spécificité de leur exercice professionnel par rapport à l'ensemble des exercices infirmiers possibles après la formation initiale (hors spécialisations) à travers notamment la consultation infirmière réalisée en autonomie. Cette dernière est en effet une pratique existante dans d'autres exercices infirmiers, notamment chez les puéricultrices, mais sans reconnaissance à ce jour dans les textes. Le groupe de travail des infirmières de l'Éducation Nationale de l'académie de Nancy-Metz définit la consultation infirmière comme « un temps dédié à un élève permettant de poser un diagnostic infirmier sur une analyse de données recueillies afin d'apprécier l'adaptation de cet élève à l'école et/ou l'adaptation de l'école à celui-ci et de participer ainsi à sa réussite ». Cette consultation infirmière permet ainsi aux infirmières de l'Éducation Nationale de réaliser une démarche clinique unique. Elle est représentative du *caring* mis en place par les infirmières de l'Éducation Nationale et est ainsi constitutive de la spécificité de leur pratique quasi-exclusivement basée sur le prendre soin et le rôle propre. Cette prise de conscience de la prépondérance du rôle propre sur leur pratique révèle le travail de contre-transposition didactique (Frisch, 2016) effectué par les infirmières de l'Éducation Nationale. Pour figurer cette manifestation d'efficacité réflexive (*Ibid.*), nous reprenons ici le néologisme « cari-tienne » de Christine Grangé (2016) qualifiant les infirmières de l'Éducation Nationale à travers leur exercice essentiellement lié au prendre soin dans le temps clinique qui leur est spécifique de la consultation infirmière.

2.2. Les compétences relationnelles au service d'un partenariat professionnel

Une seconde manifestation d'efficacité réflexive (Frisch, 2016) a émergé au cours de l'atelier lorsque les infirmières de l'Éducation Nationale présentes ont évoqué leur travail de « co-construction professionnelle » avec les enseignants, l'enfant et ses parents. Elles ont identifié ceci comme une spécificité de leur exercice professionnel nécessitant des compétences relationnelles pour parvenir à coopérer avec l'ensemble de leurs partenaires dans le contexte singulier du milieu de l'enseignement. L'exercice infirmier est basé sur un référentiel de compétences issu de l'arrêté du 31 juillet 2009 relatif au diplôme d'État d'infirmier. Il définit les compétences infirmières qui sont au nombre de dix : 1/ évaluer une situation clinique et établir un diagnostic dans le domaine infirmier ; 2/ concevoir et conduire un projet de soins infirmiers ; 3/ accompagner une personne dans la réalisation de ses soins quotidiens ; 4/ mettre en œuvre des actions à visée diagnostique et thérapeutique ; 5/ initier et mettre en œuvre des soins éducatifs et préventifs ; 6/ communiquer et conduire une relation dans un contexte de soins ; 7/ analyser la qualité des soins et améliorer sa pratique professionnelle ; 8/ rechercher et traiter des données professionnelles et scientifiques ; 9/ organiser et coordonner des interventions soignantes ; 10/ informer et former des professionnels et des personnes en formation. Les compétences mises en avant lors de l'atelier par les infirmières de l'Éducation Nationale se situent à l'interface des compétences 5, 6, 9 et 10. Elles consistent à organiser un travail de partenariat avec les différents collaborateurs (en incluant les élèves et leurs parents), en ayant une action d'information relative notamment à la promotion de la santé et au bien-être tout en adoptant une communication adaptée à chacun de ces partenaires du soin éducatif. Ces compétences relationnelles au service d'un partenariat professionnel dans le contexte singulier de l'éducation à la santé en enseignement secondaire qui s'appuient sur un quatuor enfant/parents/enseignants/infirmière de l'Éducation Nationale constitue la seconde manifestation d'efficacité réflexive (Frisch, 2016) émergente, et révèle une des deux spécificités de la pratique professionnelle des infirmières de l'Éducation Nationale relevées au cours de cet atelier.

Conclusion

Cet atelier nous a permis de nous interroger sur les processus identitaires biographiques et relationnels des infirmières de l'Éducation Nationale. À partir d'un socle commun issu de la formation initiale, ces infirmières ont fait le choix d'exercer davantage leur rôle propre que leur rôle sur prescription. Le rejet du système hospitalier et sa vision d'un soin principalement curatif et gestuel les a amenées vers des soins éducatifs et préventifs davantage axés sur la relation.

Nous avons dégagé deux manifestations d'efficacité réflexive (*Ibid.*) révélatrices d'un travail de contre-transposition didactique (*Ibid.*) réalisé par les infirmières de l'Éducation Nationale. D'une part, l'identification de la prédominance du rôle propre dans leurs pratiques symbolisée par le néologisme « caritienne » (Grangé, 2016) les qualifiant à travers leur exercice essentiellement lié au prendre soin dans le temps clinique qui leur est spécifique de la consultation infirmière. D'autre part, des compétences relationnelles au service d'un partenariat professionnel dans le contexte singulier de l'éducation à la santé en enseignement secondaire, qui consistent à organiser un travail commun avec les différents collaborateurs (en incluant les élèves et leurs parents), en ayant une action d'information relative notamment à la promotion de la santé et au bien-être tout en adoptant une communication adaptée à chacun de ces partenaires du soin éducatif.

Ces deux manifestations d'efficacité réflexive révèlent les spécificités professionnelles des infirmières de l'Éducation Nationale et posent la question de la reconnaissance de leur exercice professionnel comme spécialité. Deux voies s'ouvrent alors : la spécialisation ou la pratique avancée. Actuellement les spécialisations sont au nombre de quatre (infirmière puéricultrice, infirmière de bloc opératoire, infirmière anesthésiste et infirmier de pratique avancée) et conduisent à un diplôme d'État après une formation d'un an à deux ans.

Nous relevons des points communs avec les infirmières puéricultrices au niveau de l'exercice professionnel qui peut être axé en extrahospitalier sur des soins éducatifs auprès d'une population jeune et apathologique. La consultation puéricultrice présente des similitudes avec la consultation infirmière dans l'Éducation Nationale mais sans être reconnue par le législateur. L'universitarisation des formations paramédicales ne va toutefois pas dans le sens de la création d'une nouvelle spécialisation infirmière. Elle a entrainé la création d'un cursus universitaire spécifique en pratique avancée pour les infirmiers avec différentes mentions : pathologies chroniques, oncologie et hémato-oncologie, maladies rénales et santé mentale et psychiatrie. Mais la pratique avancée conduit les infirmières concernées à disposer de compétences élargies par rapport aux infirmiers diplômés d'État notamment au niveau du rôle sur prescription médicale... Ainsi se situe l'enjeu pour les infirmières de l'Éducation Nationale : comment faire reconnaitre leurs spécificités professionnelles découlant de leur exercice où le rôle propre est prépondérant alors que la reconnaissance actuelle des spécialités infirmières est étroitement liée au rôle sur prescription ?

Bibliographie

Dubar, C. (2010). *La socialisation : construction des identités sociales et professionnelles* (4è éd.). Paris : Armand Colin.

Fawcett, J. (1984). The Metaparadigm of Nursing : Present Status and Future Refinements. *Image : The Journal of Nursing Scholarship, 16*(3), 84-87.

Frisch, M. (Dir.). (2016). *Émergences en didactiques pour les métiers de l'humain.* Paris : L'Harmattan.

Goffman, E. (1975). *Stigmate : les usages sociaux des handicaps* (A. Kihm, Trad.). Paris : Minuit. (Œuvre originale publiée en 1963).

Grangé, C. (2016). *Une infirmière qui exerce à l'Éducation Nationale... Un exercice singulier du soin, versant care.* Mémoire de master en sciences de l'éducation et de la formation, Université de Lorraine, Nancy. Disponible sur Idéki : https://wikidocs.univ-lorraine.fr/pages/viewpage.action?pageId=278792210&preview=/278792210/278792212/M%C3%A9moire%20Christine%20GRANGE.pdf

Hesbeen, W. (1999). Le *caring* est-il prendre soin ?. *Perspective soignante, 4*, 30-48.

Jeanguiot, N. (2006). Des pratiques soignantes aux sciences infirmières. *Recherche en soins infirmiers, 87*(4), 75-135.

Rogers, C. R. (2005). *Le développement de la personne* (E. L. Herbert, Trad.). Paris : Dunod-Inter Editions. (Œuvre originale publiée en 1961).

Watson, J. (1998). *Le* caring *: philosophie et science des soins infirmiers* (J. Bonnet, Trad.). Paris : Seli Arslan. (Œuvre originale publiée en 1979).

Deuxième atelier

Les démarches cliniques

Analyse réalisée par Muriel FRISCH
(PU SEF au Cérep) à partir du travail mené en atelier et avec la participation de : F. Doguet, V. Martigny, M.-C. Maure, C. Freppel.

Introduction

Nos recherches se situent dans une approche compréhensive, c'est-à-dire qualitative, non prédictive, et, en tenant compte des contextes. Elles sont de nature interprétative, les théories interprétatives tentent de construire une théorie du « sens » (une herméneutique) à l'existence, aux évènements, aux actions, en s'appuyant sur une analyse de leur déroulement ou de leur histoire.

À l'issue de travaux antérieurs basés sur des recherches de type collaboratif, nous avons fait émerger le concept « d'efficacité réflexive » (Frisch, Paragot, 2016). Nous avions mis en tension volontairement ces deux concepts provenant de paradigmes différents. Nous avions dégagé au cours de ces recherches douze indices d'efficacité réflexive qui nous permettent de lire le faire professionnel (In Frisch, 2016, p.56) y compris *avec* les professionnels eux-mêmes qui se forment à la recherche et par la recherche. Nous avions explicité des formes différentes d'efficacité : performative, procédurale, métacognitive ou réflexive en cherchant à souligner des modalités d'appréciations de l'efficacité, adaptées aux métiers de l'humain vs les métiers de la production. On peut ici renvoyer notre lecteur au chapitre qui s'intitule *Efficacité/Appropriation* publié dans les actes du colloque intitulé construction de savoirs et de dispositifs et notamment à l'introduction de ce chapitre (El Hachani, 2018). El Hachani, dans cette introduction, met en avant, à partir des différentes communications, à quel point la posture réflexive est un axe important en didactique professionnelle. Elle permet d'amorcer l'épineux apprentissage de la « problématisation » ou comment passer de la pratique à une démarche de questionnement amenant à une meilleure compréhension des assises théoriques d'un domaine de la connaissance. Comme l'avait exposé un communiquant, résoudre un problème n'est pas problématiser (Goloubieff, 2018).

Les professionnels-formateurs (Doguet, Grangé, De Lavenne &al., 2018) avec lesquels nous avions entamé ce travail avaient commencé à exposer, lors de ce colloque, comment ils s'étaient engagés dans un processus réflexif de pairs impliqués et déterminant pour le parcours de professionnalisation. Ils avaient pris appui sur l'atelier d'analyse de pratiques professionnelles mis en place par Jean-Marc Paragot et constitué un corpus de situations professionnelles décrites par les infirmières. Pour constituer ce corpus la consigne incitait notamment à narrer la situation travaillée, puis à proposer un fragment ou inconfort professionnel focalisé. Le groupe constitué de dix formateurs à l'époque a donc travaillé autour du sentiment d'inconfort et mis en avant ce concept comme élément détecteur d'une absence d'efficacité dans un processus d'accompagnement « sanitaire et social ». Ainsi l'inconfort pouvait refléter une perte d'efficacité professionnelle.

Le groupe en question s'est depuis étoffé. Il a poursuivi ses actions de formation à l'analyse de pratiques et son travail d'explicitation de ses pratiques. Plusieurs entrées intéressant la profession d'infirmier(e)s de l'Education nationale ont progressivement été dégagées, dont celle autour de laquelle nous allons travailler dans ce chapitre, intitulée « Les démarches cliniques ».

1. Contextualisation de cette recherche

En sciences humaines « *le chercheur seul ne peut rien. Ce sont les acteurs qui lui livrent sa matière première. En tant qu'organisateur de sens le chercheur n'est souvent en réalité que l'interprète, le traducteur des significations dont les premiers auteurs sont les acteurs de terrain* » (Van Der Maren, 1996, p. 7). Les sciences de l'éducation et aujourd'hui de la formation ont intégré beaucoup de disciplines avec un statut de disciplines contributives : psychologie, sociologie, économie, etc. Elles sont confrontées au développement de leur épistémologie propre, de leur fondement et caractérisation spécifique.

Par ailleurs, la connaissance de l'humain est complexe, et on peut la considérer comme multidimensionnelle : « *l'ambition de la complexité est de rendre compte des articulations qui sont brisées par les coupures entre disciplines, entre catégories cognitives et entre types de connaissance. En fait, l'aspiration à la complexité tend à la connaissance multidimensionnelle. Elle n'est pas de donner toutes informations sur un phénomène étudié mais de respecter ses diverses dimensions* » (Morin, 1990, p.164).

Nos recherches sont des recherches « en et pour » l'éducation et la formation. Nous avons travaillé sur des émergences en didactiques de différentes natures pour les métiers de l'humain dont les métiers de l'éducation et de la formation. (Frisch, 2016). Ce qui implique de ne pas cloisonner les savoirs, les pratiques, mais de respecter aussi des formes de spécificités, comme celles liées aux professions de l'Éducation Nationale : enseignant, médecin scolaire, assistante sociale, conseiller principal d'éducation, infirmier(e) de l'éducation. Le milieu d'intervention particulier : (l'École) et les sujets concernés : (les élèves) ne peuvent être décontextualisés.

L'enjeu avec les formateurs-chercheurs en collectif est de tenir compte de la double prescription : sanitaire et sociale et en lien avec des situations éducatives ; de dégager des significations en lien avec les pratiques, les dires, le faire. Également de dépasser le seuil de la prescription et de la transmission de « bonnes pratiques » pour engager la construction et le développement de compétences comme celles « du praticien réflexif ».

Dans cette recherche, nous sommes dans un travail d'accompagnement professionnalisant, de questionnement, d'analyse des pratiques professionnelles. Nous réfléchissons avec les acteurs aux différentes façons d'agir. Nous cherchons à rendre visible des pratiques effectives, des dispositifs, des formes « d'efficacité réflexive » (Frisch, 2016).

Nous savons combien il est difficile pour les formés de construire une problématisation, et, de « passer d'une simple intuition à une réelle problématisation ». C'est pour nous un « indice d'efficacité réflexive ». C'est-à-dire ce qui indique que les personnes impliquées dans la recherche révèlent des processus de compréhension, d'explicitation, d'analyse.

2. Méthodologie de recherche

Nous travaillons en contre-transposition (Frisch, 2016). Dans un travail en contre-transposition le sujet, en l'occurrence ici, des acteurs en formation-recherche, n'est pas confronté à une transmission de savoirs. Il est confronté à la nécessité de déterminer des situations de travail en lien avec ses pratiques professionnelles, de les caractériser, de les analyser, de contribuer à l'élaboration du savoir en lien avec le « réel de l'activité ». Le sujet est fortement impliqué dans ce processus de construction de savoirs.

L'atelier se compose des membres du groupe qui ont préparé une intervention en proposant une communication orale avec un diaporama. Quatre « professionnels-formateurs »[1] sont en posture de recherche et dans une démarche d'efficacité réflexive. Nous les accompagnons à développer des compétences de « formateurs-chercheurs ». Il se compose aussi de plusieurs participants travaillant en IFSI. Nous avons eu la chance d'avoir cette mixité professionnelle avec un atelier composé d'infirmier(e)s de l'Éducation Nationale et d'autres travaillant hors de l'Éducation Nationale, ce qui nous a permis de mettre en regard des pratiques autour de l'entrée au travail « les démarches cliniques ». L'atelier a duré environ deux heures. Nous ne sommes pas complètement en extériorité puisque nous avons en amont accompagné le travail dans le dispositif de formation recherche, à hauteur de dix heures et que nous sommes dans l'atelier.

Nous analysons la signification des contenus des interactions verbales entre une dizaine de participant(e)s à l'atelier du colloque, à partir de la retranscription de l'atelier. Pour ce faire, nous avions contractualisé avec les membres du groupe en formation-recherche que pour la dimension recherche il y aurait une captation audio de leur présentation et des interactions avec les participants à l'atelier, à partir de leur réalisation d'un document de présentation : un diaporama. L'apprentissage en formation-recherche d'adultes se réalise souvent grâce aux interactions entre collègues et individus réunis dans une même situation (Coulombe, 2012). Nous avons organisé ce que nous appelons une « mise en interaction didactique et

---

[1] F. Doguet, V. Martiny, M.-C. Maure, C. Freppel

critique », c'est-à-dire qu'avec ce dispositif nous avons impulsé au cours de l'atelier une multiplicité de regards et d'échanges verbaux autour d'un même objet : « les démarches cliniques », en vue d'analyser en tant que chercheure et avec les professionnels en quoi les ateliers d'analyse de pratiques professionnelles ont engagé un processus réflexif.

Dans ce travail à travers le traitement des données : les interactions verbales et les traces professionnelles (comme le diaporama, les écrits de préparation à la participation au colloque, et, les résumés rédigés pour le programme), nous avons essentiellement focalisé notre analyse autour de la signification, du sens, de l'intérêt attribués à l'entrée « démarche(s) clinique(s) », par les professionnels et sur la façon dont ils se sont attribué cet objet en réflexion. Nous relevons par conséquent, en respectant la temporalité de l'atelier et des énoncés émis au cours de l'atelier, ce qui nous a paru essentiel : l'ambition des professionnel(le)s avec cet atelier, la démarche clinique garante d'un savoir et d'une expertise professionnelle, les enjeux, les constats et les perspectives soulevés notamment à travers l'élaboration d'un nouvel outil numérique.

3. La démarche clinique en question

Riboni (2016, p. 190) expose que la démarche clinique se réfère à des situations concrètes, dites parfois « naturelles », que pour autant comme le souligne Anzieu (1973), cette méthode ne se réduit pas à la seule intuition de l'examinateur, mais qu'il reste que cette dimension est constitutive d'une démarche plus ouverte que la démarche expérimentale, et qui s'oblige à tirer d'une succession de situations singulières l'explicitation de mécanismes généraux. Elle caractérise le terme de clinique comme « *qualifiant une méthode d'enquête et d'interprétation, une modalité de recueil des observations, qui n'épuise pas le moment de l'explication, relevant de la confrontation à un modèle théorique.* ».

Selon Reuchlin (1969, p. 105) : « *on peut la définir comme une méthode d'observation de cas individuels aussi prolongée et exhaustive que possible* ».

Leplat (2002), dans son article de l'étude de cas à l'analyse de l'activité, confronte l'étude de cas et l'analyse de l'activité en situation de travail. Il y définit un cas comme étant « *un objet, un événement, une situation constituant une unité d'analyse. Cette unité est découpée dans la réalité et s'inscrit donc dans un contexte qui ne doit pas être négligé.* » [...] « *pour un psychologue, le cas, dit aussi « objet clinique » (Pagès), est décrit autant que possible comme une totalité, avec un désir d'exhaustivité utopique, mais insistant (id.). L'étude de cas se distingue donc essentiellement par son caractère approfondi.* »

Il faut souligner qu'alors que l'intitulé de l'atelier était écrit à l'origine au pluriel, c'est davantage le singulier qui a été utilisé au cours des échanges.

3.1. L'ambition de cet atelier exposée par les professionnel(le)s

La présentation de l'atelier a été rédigée en amont par le groupe et résumée de la manière qui suit pour la réalisation du programme :

> « *Les différentes étapes du processus cognitif de la démarche clinique mobilisent des mécanismes hypothético-déductifs complexes. Nous réfléchirons à une forme d'efficacité réflexive : « de l'intuition à la problématisation » et au passage de l'insatisfaction professionnelle à la création d'un outil de haut raisonnement clinique...* ».

Le jour du colloque, les formateurs exposent de façon très pédagogique leur travail lors de la présentation du diaporama au début de l'atelier. Le collègue qui démarre la présentation du diaporama et qui s'exprime au nom du groupe expose l'ambition avec cet atelier de façon différente à travers ce qu'ils ont nommé « *La thématique* » :

> « *La thématique que nous souhaitons développer avec vous ce jour est de parler de l'intuition à la problématisation, de l'insatisfaction professionnelle à la création d'un outil de haut raisonnement clinique.*

Au cours de l'accompagnement en amont du travail du groupe nous avions proposé comme outils possibles d'analyse de la pratique des exemples d'indices d'efficacité réflexive, comme : « *de l'étonnement à la construction d'une problématisation pour agir* », « *de l'intuition à l'art du questionnement* ». En verbalisant les choses ainsi, nous remarquons que l'indice d'efficacité réflexive exposé ne semble pas utilisé en tant qu'indicateur d'analyse de la pratique, mais qu'il est associé à une « *thématique* ». Nous remarquons aussi que « *l'inconfort professionnel* » que nous évoquions pour recontextualiser la recherche est remplacé par « *insatisfaction professionnelle* ». Parlons-nous de la même chose ?

Le premier exposant de l'atelier en après-coup, après lecture de la rédaction de ce chapitre, réécrira à titre individuel son ambition avec cet atelier, celle :

> « *D'exposer en quoi un outil permet l'analyse, l'agrégation et la communication de tâches professionnelles spécifiques dans un collectif de travail (collaborations), un environnement institutionnel (double prescription) et dans un environnement organisationnel particulier (l'école). Des savoirs professionnels (théorique, pratique et empirique) sont*

ainsi identifiés et prennent ici sens dans la professionnalisation (processus) ».

On voit bien le processus de réflexion à l'œuvre et le travail d'appropriation qui se poursuit après l'évènement.

3.2. La démarche clinique : garante d'un savoir et d'une expertise professionnelle

Importance d'une culture professionnelle commune

L'exposant poursuit la présentation en expliquant le fait que :

— « *La démarche clinique* » fait partie « *des mots clefs des professions paramédicales et médicales* ».

On peut à cet instant faire le lien avec l'intention des accompagnateurs du groupe et du collectif d'aborder la question du vocabulaire commun qui peut faire référence pour un groupe professionnel pour attester d'une culture commune.

Il nous explique que :

— « *C'est un outil commun, une méthode commune et donc une culture commune qui repose sur des connaissances scientifiques* ».

Qu'elle :

— « *S'exerce dans « différents lieux : centre hospitalier, les CMP, le milieu carcéral, le milieu libéral, le milieu scolaire...* » avec des publics différents « *patients, élèves, salariés...* ».

Dans la conception du groupe la démarche clinique implique « *que l'on se considère alors comme un expert* ». Elle fait partie des missions des infirmier(e)s que ce soit hors ou dans l'Education Nationale.

Les membres du groupe ont investi la recherche documentaire et informationnelle pour appréhender des connaissances en lien avec le projet de caractériser ce que peut signifier aussi la démarche clinique d'un point de vue théorique :

— « *On a retrouvé, dans la bibliographie et les ouvrages que nous avons pu lire un certain nombre de données...* ».

Un travail de recherche de définitions a été réalisé. Plusieurs significations sont captées et circulent au moment de l'exposé :

— « *On est bien sur un processus intellectuel : le recueil d'informations, l'analyse, la réflexion, le diagnostic infirmier qui en découle et la réponse professionnelle qui doit être évaluée.* »

Lorsque nous procédons nous-mêmes à une recherche documentaire en proposant sur un moteur de recherche l'entrée « démarche clinique », nous nous apercevons effectivement que beaucoup de sites de soins infirmiers[2] proposent ce que nous appelons un « *modèle à étapes* » (Frisch, 2016). Avec *étape une* : le recueil de données destiné à recueillir un ensemble de données brutes et un protocole à suivre : identité, motif de la prise en soins, présentation physique, présentation psychologique, présentation culturelle, habitudes de vie, présentation sociale, présentation financière, antécédents en lien avec la prise de soins, histoire de la maladie, état de santé à ce jour.

Et avec *une étape deux* qui comprend : l'analyse des informations et l'identification des problèmes et besoins. On nous explique que l'identification des besoins est un

---

[2] Par exemple :
https://www.soins-infirmiers.com/ifsi/ue-3.1-raisonnement-et-démarche-clinique-infirmiere

jugement clinique qui permet à l'infirmier de formuler un diagnostic infirmier. On y distingue « un diagnostic infirmier réel » : « *qui est un état de santé qui présente au moins une manifestation essentielle d'altération* » ; d'un « diagnostic infirmier potentiel » « *qui est un état de santé qui est susceptible de présenter une manifestation essentielle d'altération.* ».

Nous ne pouvons pas nous empêcher de faire la comparaison en tant que didacticienne de l'information-documentation, avec le phénomène rencontré à une époque par la communauté professionnelle des professeurs documentalistes. Celui du recours systématique à la démarche documentaire et informationnelle. Ladite recherche documentaire reposant elle aussi sur un travail de collecte de données informatives grâce à l'étude de documents.

En effet l'ancrage dans le milieu éducatif de l'Information-Documentation ne se fait pas originellement dans une science de l'information qui n'existe pas comme nous la connaissons aujourd'hui, mais davantage par rapport à des méthodes de travail, avec une des premières matrices de formation intitulée « la démarche documentaire ». À l'école, dès les années 1980 elle a constitué une nouvelle modalité de travail en formation reposant sur l'utilisation de documents et développant des formes d'autonomie (Peretti, Chevalier, 1983). Il s'agissait aussi de mettre en œuvre une série d'étapes : définir le travail, cerner le sujet, trouver une source, évaluer une source, prendre des notes et citer une source, présenter les résultats, évaluer son travail.

À un niveau universitaire elle constitue une véritable démarche scientifique si elle est poussée et représente en partie l'activité de l'élaboration de la revue de littérature et du corpus bibliographique.

On imagine bien que dans les métiers du soin et dans le quotidien professionnel infirmier il est primordial de tendre vers le moins d'erreurs possibles. L'efficacité passe par un geste adapté, reposant sur une relation de confiance, sur du *cure* et du *care* du soignant vers le « patient ». Nous pensons qu'en formation il est néanmoins possible et légitime d'accorder une place à l'erreur et à ce qui se joue dans le processus au cours du protocole de soin au-delà d'une méthodologie type et d'une efficacité qui ne reposerait que sur un protocole réalisé, une technicité. Cela peut passer par des situations de simulations (ce qui se pratique par exemple avec des simulations de type Serious Game).

Lorsque l'on entre dans un faire professionnel par des démarches, on n'entre pas dans les pratiques complexes avec leur analyse pour dégager des éléments de savoirs. Or il nous importe de proposer une alternative en « *réaction à la psychologie cognitive de traitement de l'information et des modèles « à étapes » où la représentation du problème précède la planification de l'action, de l'exécution puis du contrôle* ». (Rogalski, 2004, p.105). La didactique professionnelle a ici tout son sens, il s'agit de prendre appui sur des situations professionnelles, de les analyser et d'articuler des propositions de formation-apprentissage à ces situations professionnelles en tenant compte de ces analyses menées dans le mouvement de contre-transposition (Frisch, 2016).

En didactique clinique le point de vue psychanalytique est clairement assumé. L'équipe d'André Terrisse et de Marie-France Carnus a adopté le point de vue psychanalytique pour solliciter et interpréter la parole d'enseignants qui ont investi leur métier avec toute leur subjectivité : projet, histoire personnelle, ambition pour autrui (Vergnaud, 2013). La dimension technique de la démarche clinique est ainsi clairement transcendée.

Les formateurs-chercheurs pourront s'ils le souhaitent appréhender ces champs de recherche ultérieurement et les mettre en lien avec les sciences infirmières qui deviennent une discipline de référence à prendre en considération, dans un projet de recherche-action.

La démarche clinique corrélée à la démarche hypothético-déductive, de la nécessité de conserver une vision plurielle

L'exposé se poursuit et nous captons de la retranscription :

> — « *On a aussi mobilisé sur cette diapositive le modèle hypothético-déductif, donc effectivement les indices qui induisent des hypothèses et à partir de ces hypothèses là des questionnements, des problèmes et des jugements cliniques sachant que les questionnements permettent de confirmer ou d'infirmer les hypothèses initialement évoquées.* »

Il semble qu'au cours des recherches qui ont été menées, des corrélations entre la démarche clinique et la démarche hypothético-déductive utilisée soient réalisées. C'est le cas également dans un article de la revue *Kinésithérapie* (Aymeric Le Neindre, Pallot, 2017). Ils écrivent : « *L'enseignement du raisonnement clinique en formation initiale est encore trop rudimentaire. Il nécessite un profond remaniement afin d'offrir aux futurs professionnels cette compétence suivant le modèle biopsychosocial. La démarche hypothético-déductive en est une des composantes...* ». Ce modèle repose lui-même sur une série d'étapes. Il est proposé comme ressource de référence par le site infirmier[3] que nous avons déjà évoqué : « *formulation d'une hypothèse, déduction et prédiction en lien avec l'hypothèse, investigations pour rechercher des éléments en lien avec les*

[3]https://www.soins-infirmiers.com/ifsi/ue-3.1-raisonnement-et-démarche-clinique-infirmiere

prédictions, confrontation des éléments recherchés avec la théorie pour les comprendre et les interpréter, conclusion pour confirmer ou infirmer l'hypothèse ».

Les membres du groupe attirent l'attention de l'auditoire sur l'intérêt de cette démarche clinique et de la compétence de « *haut raisonnement clinique* » :

— « *Le haut raisonnement clinique qui est effectivement d'observer, de formuler des hypothèses, recueillir des données cliniques, infirmer ou confirmer des hypothèses, émettre un jugement clinique, agir et évaluer selon le résultat de l'action* ».

Le projet est exposé :

— « *On a essayé de mettre en mots, tout au moins sous forme de tableau, cette traçabilité de haut raisonnement clinique* ».

Il semble admis par la communauté professionnelle que la démarche protocolaire soit garante d'une forme de rigueur et qu'elle conférerait un gain de professionnalisme qui irait ainsi de soi.

Dans l'ouvrage méthodologique de François Dépelteau (2003, p. 63) une réflexion est menée sur la démarche de recherche « classique » qui forme l'ossature de cette démarche :

— « *Question de recherche, processus de déduction et/ou d'induction, adoption ou construction d'une théorie et d'une ou plusieurs hypothèses, processus de vérification empirique et d'analyse des données (ou tests empiriques), conclusion : la théorie et la ou les hypothèses concordent ou ne concordent pas avec les faits. Deux possibilités : si la théorie et la ou les hypothèses passent le test empirique, aucune autre action n'est nécessaire car la réponse à la question de recherche est trouvée (« vérifiée ») ; si la théorie et la ou les hypothèses ne passent pas le test empirique, la théorie est rejetée soit en faveur d'une nouvelle théorie, soit la théorie est amendée selon les nouveaux faits* ».

Mais, la démarche scientifique en recherche hypothético-déductive classique que peut utiliser une personne en posture de recherche avec une visée de production spécifique comme celle d'un écrit long est-elle à positionner exactement sur le même plan que le recours et la mise en œuvre de la démarche et d'un raisonnement clinique dans un contexte d'intervention professionnelle ? Il nous parait important de ne pas négliger : le contexte d'intervention, la visée, et l'humain. Si on réintroduit le concept de *pratique professionnelle* dans les métiers du soin comme on avait pu le faire dans le métiers de l'information-documentation au-delà de l'entrée par *la démarche conventionnelle*, pratiquer une recherche pour produire une théorie, un mémoire, une thèse n'est pas la même pratique de recherche que celle pour élaborer un diagnostic à partir d'un constat dans le but de résoudre un problème de santé au plus vite et d'intervenir au plus près du patient et faire qu'il recouvre la santé.

On le voit bien dans ce que nous vivons aujourd'hui à l'heure de la lutte contre le Coronavirus, les pratiques (qui sont variées) des chercheurs (qui peuvent aussi avoir été professionnels dans le domaine concerné) vont co-exister avec les pratiques variées elles aussi des professionnels qui interviennent au quotidien auprès des patients. Mais il nous semble important de réintroduire une vision plurielle, la démarche clinique de l'infirmier est-elle la même que la démarche clinique du chercheur... Y-a-t-il une démarche clinique générique utilisable par tous ?

Les professionnel(le)s au cours des échanges semblent « tiraillé(é)s » entre un enjeu de reconnaissance professionnelle qui en passerait par une démarche qui reposerait sur le fait d'être capables de produire un « haut raisonnement clinique », entre « *les différentes démarches cliniques infirmières particulières à l'Education Nationale et une invitation par l'institution à une harmonisation des pratiques avec une démarche clinique informatisée pour toutes les infirmières de l'Education Nationale avec l'outil en vigueur* ». L'importance accordée, au protocole standard ne se fait-elle pas au détriment de la considération du sujet en tant que personne singulière dans ce métier de l'humain, ce qui pourtant devrait être au cœur d'une démarche clinique et d'accompagnement. Quid de l'attention réellement portée à autrui et aux éléments du contexte ?

Dans un article issu de ses travaux de thèse Lakatos (2019) réalise une analyse étayée de *la lettre volée* d'Edgar Allan Poe en se référant notamment aux lectures Lacanienne de cette même nouvelle (1955). Elle illustre parfaitement bien comment cette nouvelle permet d'interroger un certain modèle de la recherche scientifique qui prétend que tout doit être clair et prévisible dès le départ. Or c'est plutôt le croisement des regards, les relations intersubjectives et la pensée scientifique (c'est-à-dire au sens du renoncement à ses propres intérêts) qui vont permettre de progresser dans la pensée et la résolution de l'énigme.

Elle écrit :

> — « *La solution du mystère de la lettre est due entièrement – là où l'on penserait qu'il s'agit de hasard ou même de "chance" – à l'attention portée par A. Dupin, d'une part, à autrui (par exemple aux signes d'embarras perçu chez l'autre) et aux éléments du contexte, en l'occurrence à un papier en apparence insignifiant et sale. D'autre part, la solution du mystère repose sur la formulation d'une supposition qui ne peut pas être prouvée a priori, mais seulement a posteriori, si le pari s'avère heuristique – nous verrons que ce procédé concerne l'abduction dans la recherche*

scientifique. Dans l'histoire de la lettre volée, « l'identification de l'intellect du raisonneur avec celui de son adversaire » n'est autre chose que la capacité du raisonneur de laisser temporairement en suspens le cadre de ses propres idées et de son style de raisonnement, si tant est que cela soit possible, pour saisir un élément hétérogène, extérieur à lui-même. Ce qui est mis en question, c'est le raisonnement purement mathématique, dont les principes invariables et les axiomes se veulent généraux, mais ne suffisent pas pour penser adéquatement un problème particulier de l'expérience. Cette nouvelle permet ainsi d'interroger un certain modèle de la "recherche" scientifique qui prétend que tout doit être clair et prévisible dès le départ. »

4. Enjeux, constats et perspectives soulevés

4.1 Des enjeux importants

Il y a plusieurs enjeux importants qui sont soulevés dans ce travail en atelier : celui du travail en collaboration, en intelligence collective ; celui de la prise en compte des savoirs professionnels liés au contexte de l'Ecole, celui de l'innovation dans l'offre de soin et de l'évolution des pratiques corrélée à celle des outils numériques.

Notamment comme le souligne une intervenante en IFSI par :

— « *Le biais aussi des communautés territoriales qui doivent offrir des choses à la population en fonction de leurs besoins.* », et, c'est ce qui justifierait également de « *faire un diagnostic de santé de la population* ».

Elle ajoute que l'on peut imaginer y compris dans le cadre scolaire :

— « *Qu'il pourrait y avoir une consultation médicale si elle était nécessaire à distance avec un médecin traitant. Maintenant ils font pour les libéraux des espèces de valises comme ça où il y a tout, on a des stéthoscopes connectés où c'est l'infirmière qui va ausculter et le médecin il va entendre à l'autre bout et ça lui donne assez de données cliniques, parce que le raisonnement clinique c'est aussi pour les médecins, il a suffisamment de données cliniques pour faire un diagnostic et il pourra vous dire et bien là, il faut lui donner ça ou ça...* ».

4.2. Un constat : l'outil numérique « sagesse », un outil de bas raisonnement clinique

La parole est ensuite donnée à une autre collègue qui focalise le propos sur la présentation de l'outil national numérique intitulé « sagesse ». Un « *cas concret* » est relaté, celui de Léa, à partir duquel on présente la description des onglets, leurs usages par les professionnels et les problèmes soulevés en lien avec la conception de l'outil :

— « *Donc on ouvre **une fiche "passage de l'élève"** qui reprend les principales informations de l'élève avec un petit encart qui s'appelle "liaison engagée" qui nous permet de noter avec qui on a pu relationner mais pas de quelle manière, pas à quel niveau, uniquement l'interlocuteur qu'on aurait pu avoir dans la prise en charge de l'élève.* ».

— « *Ensuite **dans l'autre petit onglet qui s'appelle "besoins".** En fait il y a deux encarts : le premier qui nous demande de renseigner qu'est-ce qu'on a fait, et très souvent on se retrouve à cocher l'onglet "soin* *traitement". Il y a peu de proposition, donc si on veut les reprendre il y a les conseils en santé, la contraception d'urgence (qu'elle soit administrée ou demandée), les dispenses ponctuelles d'atelier (pour le lycée professionnel) ou de sport, l'écoute relation d'aide, tout ce qui tourne autour des évènements graves ce qui peut arriver et devenir gravissime dans un établissement, les maladies transmissibles, la maltraitance (il faut entendre protection de l'enfance, toutes les situations de protection de l'enfance), renseignements et ressources ça correspond en fait à une demande de renseignements purs, les soins traitements sur protocole de prescription donc là on est dans le cadre où l'élève bénéficie d'une prescription ou d'un protocole particulier lié à une pathologie chronique qui pourrait nécessiter un traitement et les situations de violences sexuelles. ».*

— *« Donc on n'a pas possibilité de mettre autre chose et ce n'est pas possible de lier plusieurs demandes entre elles. Il faut faire un choix et ça s'arrête là, sachant que souvent c'est jamais clivé de manière aussi franche. Et on peut aussi cocher un suivi infirmier et là en revanche on a une petite possibilité de déployer à la demande de qui serait ce suivi infirmier. ».*

— *« Ensuite il y a* **un onglet suivant**, *c'est confidentiel, donc en fait trois cases à remplir : quels sont les symptômes exprimés par l'élève, donc il y a un onglet déroulant (ici on peut cocher "douleur abdominale". L'onglet suivant ce sont les soins donnés, donc là on a une possibilité médicamenteuse (qu'est-ce qu'on a donné pour régler le problème). Une toute petite barre d'observation, on peut par exemple revenir plus en détails sur le traitement médicamenteux qui a été administré et compléter. ».*

— *Et **un onglet "note"** et cet onglet note, on s'est rendu compte dans les différents groupes de travail, qu'il était fortement alimenté par les infirmiers. On y mettait tout ce qu'on ne pouvait pas mettre ailleurs, toute la frustration hypothético-déductive de ce que l'outil engendre. Et il fallait bien qu'on note tout ce qu'on avait pu relever comme éléments particuliers qu'on ne pouvait pas insérer mais qui du coup n'est pas du tout exploitable ensuite. Ce sont des notes qui restent confidentielles et qui n'apparaissent plus du tout dans l'exploitation de l'outil. C'est uniquement pour nous, on ne peut plus rien en faire après.* ».

4.3. Perspectives : D'un outil de bas raisonnement clinique vers un outil de haut raisonnement clinique

De façon réflexive, les collègues qui présentent cet outil, considèrent qu'il s'agit d'un outil de « *bas raisonnement clinique* » pour plusieurs raisons : car il est « *incomplet* », et, il :

— « *ne permet pas de mettre en lumière le processus de démarche clinique, ni le raisonnement hypothético-déductif* » ; car il reste sur un premier niveau de recueil : « *avec une première information, une donnée, quelque chose exprimé par l'élève et une réponse apportée qui clôture quasiment la prise en charge et on s'arrête là.* ».

Sans que ce soit dit ainsi, les professionnel(le)s vont problématiser *cette intuition* du rôle fondamental qu'exercent leurs notes professionnelles et vont contribuer à en faire un facteur d'évolution de l'outil existant pour qu'il devienne d'un « haut raisonnement clinique » parce qu'il permettrait plus aisément de tenir compte de ces hypothèses, réflexions, questions intégrées dans l'onglet notes. Ce moment est crucial, ils élaborent *une problématisation* en lien avec la pratique professionnelle. Plusieurs questions vont être soulevées : une vision « médico-centrée », celle de la garantie de la confidentialité, la question des liaisons entre les professionnels au sein d'une même équipe. On note un déficit de communication. On apprend que les médecins utilisent eux un autre outil. Que les chefs d'établissements n'ont pas accès à la partie confidentielle. Que la restitution ne se fait qu'au travers des infirmièr(e)s :

> « *C'est nous qui imprimons les documents donc ils ont l'identité de l'élève, le régime, le jour du passage, l'horaire du passage et s'il est retourné en classe, s'il est parti à l'hôpital où s'il est rentré dans sa famille, ça s'arrête là. Juste la cartographie des consultations infirmières qu'il voit en fait.* »

Une participante (intervenante en IFSI) s'étonne de la double tâche :

> « *Donc vous remplissez celui-là et le suivant ?* »

Le formateur-chercheur explique que :

> « *Par rapport à cette double tâche, il y a une réflexion malgré tout ministérielle, pour faire évoluer l'outil dont on vient de parler. En prenant en compte un certain nombre d'éléments qui ont été remontés à l'occasion de groupes de travail nationaux. C'est en production, en réflexion donc à terme, il y aurait un nouvel outil, maintenant quelle va être son ossature, voilà, d'une part il y a aura à répondre à cette obligation, aussi de devoir un petit peu caler le circuit d'un élève ou d'un enfant au sein d'un établissement scolaire. Que le chef d'établissement puisse également rendre compte s'il est responsable pendant le temps scolaire des élèves, donc de savoir où ils sont, à quel moment et voilà, mais également aussi de répondre à ces obligations de traçabilité du professionnel de santé. Préservant la confidentialité, le contenu effectivement tout ce qu'on vient de raconter sur le bas raisonnement clinique, ce sont aussi des choses qui sont prises en compte pour*

faire évoluer cet outil donc voilà, on espère à terme avoir un seul outil.

4.4. Proposition en contre-transposition de création d'un nouvel outil numérique en lien avec la démarche clinique

Dans leur académie[4] les formateurs-chercheurs estiment que l'outil existant :

— « *A un intérêt bien évidemment mais n'était pas suffisant pour mettre en avant le travail que faisait les collègues et pour illustrer un certain nombre de choses ou de dossiers qui pourraient être intéressants dans le cadre de la scolarité d'un élève.* ». L'objectif est « *par rapport au recueil d'information qu'on va avoir de mettre un focus sur les problématiques des élèves de notre établissement...* ».

Le nouvel outil proposé serait « *performant* » dans le sens où il a été créé par les professionnels eux-mêmes ; il y a un travail autour de la conception de l'outil et de la mise en œuvre effective de *leur* démarche clinique :

— « *On l'a créé à partir de notre démarche clinique où on l'a testé et où on l'a amélioré tout au long. On l'a fait à l'image de ce qu'on voulait par rapport à notre démarche clinique* ».

Il ne s'agit plus ici d'une démarche clinique générique, mais d'une démarche adaptée.

La personne qui est intervenue et qui travaille en IFSI témoigne de son expérience au sujet de l'intégration des démarches cliniques en formation. Elle relate sa tristesse :

— « *Et je suis toujours triste quand les 3^{ème}s années vont vendre leurs livres de diagnostic infirmiers* ». Car

[4] Celle de Nancy-Metz

elle se dit : « *ils n'ont pas compris. Donc parce qu'ils pensent toujours que cette démarche clinique, c'est un instrument d'école, parce que je les oblige moi, à l'écrire parce que quand on ne sait pas au début quand on démarre l'écriture ça forge la pensée et ça permet de clarifier la pensée et de la structurer* ».

Une autre professionnelle formatrice en IFSI et participante aux ateliers d'analyse de pratiques prend la parole en écho pour témoigner du fait que :

— « *Quand on est étudiant on a du mal à saisir l'importance du processus intellectuel et on se dit que quelque chose qui est imposé ne rentre pas dans une pratique courante. Et quand on est étudiant souvent on est très médico-centré dans du soin, du cure et la dimension du care, elle apparaît presqu'au cours de la formation...* ».

La démarche clinique tout le long de l'atelier est l'élément de référence à la fois théorique, scientifique et garant d'une professionnalité. À la fin de l'atelier ce qui va être souligné c'est l'articulation entre un outil et ce qu'il permet de nouveau : la considération des prises de notes, l'étayage des choix de santé publique qui ont été faits, une démarche de haut raisonnement clinique, la considération des pratiques effectives en jeu sur le « terrain professionnel ».

Conclusion

Dans ce chapitre, nous avons questionné le modèle de la « démarche clinique » perçu comme outil professionnel voire de professionnalisation s'il introduit un « haut raisonnement clinique ». Pour nous les formateurs sont bien en posture de recherche : ils ont mobilisé des recherches documentaires et informationnelles, questionné un objet professionnel, cherché à adapter un outil et une démarche pour qu'ils soient davantage en lien avec leur activité professionnelle. Ils sont dans une forme d'efficacité réflexive car ils ont problématisé cette intuition du rôle fondamental qu'exercent leurs notes professionnelles et ont contribué à en faire un facteur d'évolution de l'outil existant pour qu'il devienne d'un « haut raisonnement clinique » en permettant plus aisément de tenir compte des hypothèses, réflexions, questions intégrées dans l'onglet notes.

En revanche, à cette heure de façon critique, il nous semble qu'ils ne sont pas encore allés au bout de leur analyse pour contribuer à caractériser les spécificités de cette profession organisée entre le « cure » et le « care » (deux formes anglophones du mot soin/soigner) à partir des éléments échangés dans l'atelier et de leurs travaux en prospective. Ils se focalisent beaucoup sur les adaptations qu'ils font subir à l'outil pour en faire leur outil professionnel sans aller jusqu'à dégager encore, au moment de l'atelier, explicitement ce qui caractérise spécifiquement leur profession dans le milieu de l'école.

On peut se demander si l'on ne reste pas dans une forme d'illusion, c'est-à-dire que ce qui confèrerait de la professionnalité à un infirmier ou une infirmière scolaire en passerait par l'application d'une démarche de haut raisonnement clinique. Comme si la crainte d'une perte de technicité était toujours là et synonyme de renoncement à une partie de son identité professionnelle. Or ne s'agit-il pas plutôt d'accompagner le professionnel de santé pour le métier d'infirmier scolaire dans une professionnalité contextualisée, en collaboration avec les personnels éducatifs et les autres personnels médico-sociaux...

Bibliographie

Anzieu, Didier. (1973). *Les méthodes projectives.* Paris : PUF.

Coulombe, Sandra. (2012). « Une modélisation des processus et des stratégies d'apprentissage en situation de travail », *Savoir*, n°29, p.47-58.

Dépelteau, François. (2003, 2020). *La démarche d'une recherche en sciences humaines De la question de départ à la communication des résultats*. Bruxelles : de Boeck.

Doguet, F., Grangé, C., De Lavenne, R., Pourcher, C., Szymkowiak, M. (2018). « De l'infirmière scolaire à l'infirmière de l'éducation nationale réflexive, active pour une institution bienveillante ». (pp.122-137). In Frisch, M. (Dir.). *Constructions de savoirs et de dispositifs*. Paris : L'Harmattan.

Frisch, Muriel. (2016). *Émergences en didactiques pour les métiers de l'humain*. Paris : L' Harmattan.

Frisch, Muriel. (2016). Démarches, modèles et concepts en didactique de l'information-documentation. *Tréma*, « Modèles et didactiques », n°45, p.43-57. Disponible à l'adresse : URL : http://tréma.revues.org/876.p.43-57.

El Hachani, Mabrouka. (2018). « Introduction au chapitre I Efficacité/Appropriation ». (pp.119-122). In Frisch, M. (Dir.). *Constructions de savoirs et de dispositifs*. Paris : L'Harmattan.

Goloubieff, Bruno. (2018). « La pré-problématisation, un instrument pour accompagner le processus de professionnalisation en formation dans les métiers de l'humain ». (pp.155-174). In Frisch, M. (Dir.). *Constructions de savoirs et de dispositifs*. Paris : L'Harmattan.

Hamel, Jacques. (1997). *Etude de cas et sciences sociales*. Paris : L'Harmattan.

Le Neindre, Aymeric, Pallot, Adrien (décembre 2017). *Kinésithérapie*, volume 17, n° 192, p.1-2.

Leplat, Jacques. (2002). « De l'étude de cas à l'analyse de l'activité », *Perspectives interdisciplinaires sur le travail et la santé* [En ligne], 4-2 | 2002, mis en ligne le 23 septembre 2012, consulté le 01 mai 2019. Disponible à l'adresse : http://journals.openedition.org/pistes/3658

Morin, Edgar. (1990). *Science avec conscience*. Paris : Fayard.

Patino-Lakatos. Gabriela. (2020). *Sérendipité, abduction et métaphore : les figures de la pensée dans la trouvaille scientifique. Le Télémaque. Philosophie, Education, Société.* Presses Universitaires de Caen (hal-02146214)

Peretti, André de (Dir.), Chevalier, Brigitte. (1983). *Module III : utilisation des ressources documentaires et conseils méthodologiques*. INRP (non publié).

Riboni, Christiane. (2016). « Pour une approche clinique comme lieu possible de l'intersubjectivité ». (pp. 189-194). In Frisch, Muriel (Dir.). *Emergences et didactiques pour les métiers de l'humain.* Paris : L'Harmattan.

Rogalski, Jeanine. (2004). « La didactique professionnelle : une alternative aux approches de « cognition située » et « cognitiviste » en psychologie des acquisitions ». *@Activités*, vol. 1, n°2. Disponible à l'adresse : https://www.researchgate.net/publication/242703034_La_didactique_professionnelle_une_alternative_aux_approches_de_cognition_situee_et_cognitiviste_en_psychologie_des_acquisitions

Reuchlin, Maurice. (1969). *Les méthodes en psychologie*. Paris : PUF.

Thuilier, O., Goloubieff, B., & Vial, M. (March 01, 2014). Rapport au savoir et place de l'accompagnement en formation. *Les Dossiers Des Sciences De L'éducation,* p.49-61.

Van Der Maren, Jean-Marie. (1996 ; 2004). *Méthodes de recherche pour l'éducation.* Bruxelles : De Boeck Université.

Vergnaud Gérard. (2013). Notes critiques. « Carnus, Marie-France &Terrisse, André (Dir.). (2013). *Didactique clinique de l'EPS. Le sujet enseignant en question.* » *Revue Française de pédagogie,* n°182. Disponible à l'adresse : http://journalssopenedition.org/rfp/4043

Troisième atelier

Le praticien réflexif et « l'efficacité réflexive »

Analyse réalisée par Jean-Marc Paragot
(responsable du master IFF) à partir du travail mené en atelier et avec la participation de : R. De Lavenne, H. Benyahia, A. Schuler.

Introduction

L'atelier praticien réflexif – efficacité réflexive accueillait quatorze professionnelles dont une majorité d'infirmières et d'infirmiers scolaires. Une enseignante spécialisée en Réseau d'aide et trois conseillères techniques complétaient l'effectif. Elles avaient choisi cet atelier pour découvrir, s'informer, chercher une solution pour une mise en place locale des ateliers ou pour partager, réfléchir, questionner leurs pratiques de professionnelles confrontées à la nécessité du travail réflexif.

Nous proposerons de mettre en lumière les éléments caractéristiques qui peu à peu définissent le parcours de professionnalisation du corps des INFENES. Le travail accompli depuis dix ans par la mise en place d'AAPP et d'autres formes de collaborations aura contribué à développer des compétences individuelles et des formes d'intelligence collective qui auront su porter toutes les transformations lentes mais aujourd'hui sensibles de cette profession métis et métissée.

Nous sommes en posture de formateur universitaire (Cifali, 2020) impliqué. Nous avons été parfois amenés à répondre à certaines questions posées par des conseillères techniques venues pour s'informer voire pour engager ensuite leurs institutions dans une démarche proche de celle mise en place en Lorraine. Le parti-pris sera donc clinique. Nous avons relevé ce qui a pu faire événement et sens pendant cet atelier, tout en y étant impliqué en tant qu'acteur.

En « après coup », Nous avons repris le titre de l'ouvrage d'Yves Schwartz et Daniel Faïta paru en 1985, *l'Homme producteur*, pour rendre compte des échanges contributifs qui ont eu lieu dans cet atelier et tenter ainsi de répondre à la question suivante :

Qu'aura produit le dispositif AAPP en lorraine depuis dix ans ?

Nous avons dégagé huit « productions » qui seront précisées par les interventions survenues au cours de l'atelier.

1. Rompre l'isolement professionnel

Il a permis de produire une sortie de l'isolement professionnel quasi structurel dans lequel les INFENES sont amenées à travailler dans les établissements scolaires. Initialement titulaires du diplôme d'état, celles-ci sont recrutées au sein de l'éducation nationale pour assumer des rôles et des gestes professionnels très différents. Le contexte s'avère ici fortement prescripteur de l'activité soignante et mérite un accompagnement à sa découverte (tutorat). Comme beaucoup de transfuges ou de personnes ayant assumé des transactions identitaires importantes, les INFENES sont très attachées à plusieurs points qui sont des marqueurs forts de leur profession.

1.1. L'Hospitalité des séances d'atelier

« C'est vrai que l'accueil est extrêmement important. C'est le moment d'accueillir l'autre dans un endroit, en plus neutre. Nous on essaye de le faire dans un autre établissement où la collègue de l'établissement va dans un autre, afin qu'elle ne soit pas dans son établissement, qu'elle ne soit pas dérangée. Voilà du coup c'est un endroit neutre, donc le rôle de l'accueil y est extrêmement important. Voilà on les accueille généralement comme ça et puis après les premières séances, on explique le cadre c'est à dire le respect de l'autre, la confidentialité, le respect du temps de parole, et le fonctionnement pratique et aussi le vocabulaire. ».

L'hospitalité (Derrida, Dufourmantel, 1998) ne consiste pas uniquement en accueil et commensalité. Elle permet de faire communauté. C'est être à égalité autour d'un « objet » qui fait commun, dans un espace partagé en altérité (Ricoeur).

« Moi je voulais simplement dire que les échos permettaient de nous dire « OUAAH je ne suis pas toute seule, moi j'ai vécu ça », enfin il y a vraiment un esprit de communauté, les AAPP ça fait vraiment un esprit de communauté ; c'est à dire on est tous ensemble et on travaille ensemble et on a une vraie réflexion moi j'ai trouvé que cela avait du bon pour moi. Les échos font du bien et après pour les personnes qui ont du mal à présenter une situation, il faut se dire, je vais être le héros mais j'ai le droit d'avoir une émotion et derrière il va y avoir des échos qui vont me faire du bien ».

1.2. Des possibilités d'échanges à la marge

Comme tous les dispositifs de formation, les AAPP déterminent une marge en se constituant. Le travail doit, de ce fait, pouvoir bénéficier des effets de l'alternance en s'étirant sur un temps long. Ces conditions donnent aux marges toute leur importance pour assurer un développement professionnel et personnel.

> *« Est-ce que l'on peut se dire qu'il se passe autant de choses durant l'AAPP et qu'il y a un temps dans l'AAPP qui est tout aussi important, c'est ce qui se passe juste à côté, le temps d'échanges et toutes les choses qui vont déjà se dessiner dans cette première rencontre. »*

1.3. Des rendez-vous réguliers

Le travail de développement de la réflexivité n'est pas continu. Il exige un engagement long qui va se moduler en fonction des « moments » de formation ou des « moments » de vie. Les participants sont parfois au contact maximal de la formation, parfois plus distants. L'essentiel est de préserver une continuité collective et/ou institutionnelle avec des pauses structurantes et des reprises.

« OUF je ne suis pas toute seule et c'est là qu'on dédramatise un peu en se disant cette difficulté je l'ai vécue mais finalement je ne suis pas toute seule et là au niveau de l'émotion, des fois on a une grosse émotion mais après cela redescend, au moins cela sert à ça, c'est pour cela qu'elle revient depuis plusieurs années. »

1.4. Les AAPP comme « événement »

Le signe de rupture historique avec le temps sans AAPP est constitué par la mise en place des AAPP et il départage le temps de l'isolement professionnel du temps de co construction, d'intelligence collective où l'empathie est au centre des formes d'accueil et d'écoute de l'Autre dans ses ressemblances et ses singularités (mêmeté, ipséité et altérité, Ricœur, 1990.)

« Mais j'étais extrêmement isolée puisqu'en tant qu'infirmière de l'éducation nationale on est quand même au sein d'une équipe pluridisciplinaire et on est un petit peu l'électron libre de l'équipe et du coup c'est vrai que ce n'était pas évident à me positionner. Ce n'était pas évident à trouver ma place puisque je venais du monde du soin et je me trouvais dans un monde de la transmission des savoirs. Il fallait que je trouve ma place dans tout ça et au bout de 3 ans il y a eu ces AAPP (ateliers d'analyses pratiques professionnelles) qui nous ont été proposés évidemment j'ai sauté tout de suite sur ce dispositif parce que je me suis dit que c'est l'endroit idéal pour que je puisse sortir de mon isolement. Pour sortir de cette fameuse infirmerie et de me retrouver avec des pairs qui ont le même langage que moi, des pairs qui vivent la même chose que moi, et c'est là que j'ai participé à des ateliers d'analyses de pratiques professionnelles et c'était des moments extrêmement riches pour moi ».

« Il y a quelque chose de fort qui se construit au sein du groupe et la notion de confiance qui n'est quand même pas rien comme concept. C'est quelque chose qui est fortement perceptible, je pense que vous l'avez vécu. Au sein de l'évolution d'un groupe c'est quand même quelque que chose qui est mis en exergue parce qu'il y a quelque chose de très, très, intime quand on parle d'émotion. C'est des moments extrêmement forts pour elles et pour le groupe. »

2. Accompagner la construction de l'identité professionnelle

Le dispositif a produit de l'accompagnement vers une identité professionnelle (un genre) désormais remarquable et remarquée, rendue visible. Selon de nombreux auteurs (dont Yvon et Veruynes, 2013) l'identité se construit en intégrant dans l'activité les modalités, l'habitus d'un genre professionnel. L'expertise va se développer à la fois en confirmant la conformité de genre et en favorisant peu à peu l'interprétation singulière de celui-ci par chaque professionnelle. C'est la construction du style professionnel. Le professionnel produit un objet, un service, une place mais il se produit aussi lui-même.

2.1. Des compétences et des savoirs explicites, partagés

> *« Je suis là pour continuer à évoluer dans la profession, réfléchir sur le pourquoi on fait les choses et aussi pouvoir réfléchir ensemble. Qu'apportent ces ateliers d'analyses de pratiques professionnelles et en quoi ça nous fait grandir et en quoi ça fait aussi avancer les collègues et on a pu en coanimation avec ma collègue Audrey, on a pu voir que cela apportait des choses. Même si au départ, ce n'est pas que je n'en étais pas convaincue mais je ne pensais pas que cela apportait autant aux collègues ».*

2.2. De la visibilité

C'est une façon plus large d'aborder la question de la reconnaissance sociale dans le processus de professionnalisation du corps de métier (Bourdoncle, 1998 et Wittorski, 2015). Il conviendrait de noter ici les contextes successifs qui vont devoir reconnaître l'existence, la spécificité des INFENES.

2.2.1. Pour les proches, les gens, les autres infirmières Diplômées d'Etat

« ... de s'interroger sur notre pratique et essayer d'aller au-delà et d'être visible dans ce que l'on fait, dans nos réflexions et ne pas être simplement l'infirmière scolaire qui n'a pas de chance finalement mais au contraire en tout cas c'est comme ça les représentations qu'ont les gens «Ah infirmière scolaire ma pauvre» et en fait c'est une réelle chance parce qu'on s'interroge, on essaie de faire évoluer la profession et être visible. On fait plein de choses mais qui ne sont pas visibles ».

« J'ai entendu ce matin donner un esprit un peu communautaire à la profession, une identité, voilà c'est vraiment quelque chose que je m'emploie à développer auprès de mes collègues tout en respectant ce qu'elles sont dans leur posture, dans leurs années d'ancienneté parce que je crois qu'on se bonifie aussi à travailler à l'éducation nationale, on apprend une certaine sagesse ».

2.2.2. Pour la société

La visibilité interroge les valeurs et la valeur sociale du métier (les applaudissements quotidiens à 20H pendant le confinement). Mais aussi la valeur économique du travail produit. Est-ce toujours possible ? N'y a-t-il pas des actes, des présences qui ne peuvent être valorisés sur une échelle des coûts. L'exemple du Phorein, portage de P. Delion est au centre de ce travail des INFENES.

« C'est surtout de réfléchir comment on peut agir pour changer et pour faire évoluer notre profession. Pas tout à fait pour la faire reconnaître mais quand même pour la rendre visible, avoir de la valeur, autant qu'elle a de la valeur pour nous, que les autres le voient ainsi que le sens que notre profession a. Et ça pour le transmettre, il y a le tutorat ... Apporter aussi cette valeur de réfléchir à ce que l'on fait et c'est en

réfléchissant à ce que l'on fait, qu'on puisse changer nous-même et que les gens puissent nous voir différemment, que le milieu professionnel nous voit exister et puisse reconnaître nos compétences qui sont diverses et variées donc pour moi c'était une nécessité ».

2.2.3. Pour l'employeur

Enfin la reconnaissance par l'employeur (l'état et ses représentants locaux) et par l'autorité de tutelle (le chef d'établissement) doit se construire peu à peu. C'est aussi un enjeu de professionnalisation par la reconnaissance sociale d'une organisation professionnelle.

« Ce qui a permis aussi de donner une communication aux inspecteurs d'académie DASEN sur ce qui se déroulait, vous voyez cela fait aussi une déclinaison qui est plus visible à tous les niveaux de l'école parce qu'après les chefs d'établissements doivent aussi donner l'autorisation, normalement elles ont souvent un ordre de mission départemental mais donc c'est politiquement affiché comme quelque chose à la fois académique et départemental ».

2.3. Des références communes

Il est important de coconstruire des références communes étayées par les savoirs de la pratique, une forme d'épistémologie des pratiques (Zapata, 2004) et par les savoirs professionnels (ethnothéories ou théories professées) par un groupe, une communauté de vie, d'agir, de métier. Le savoirs établis, les concepts viennent compléter les éléments qui peu à peu constituent « *un grenier à foin* » qui s'enrichit au fur et à mesure des expériences en AAPP et des différentes formations voire des recherches-action-formation dans lesquelles sont impliquées les INFENES.

« Nous là on découvre on n'est pas tous au même niveau, pour moi c'est la découverte, on fonce c'est ça et on va grandir. La spécialité c'est mettre en place ça aussi, rien qu'en voyant les blocs émergents c'est quand même à peu près 70 %, des thèmes très spécifiques à l'éducation nationale et 30 % le D.E normal qui pourrait être partout en psy ou à l'hôpital mais c'est quand même très spécifique ça veut dire qu'on a besoin de connaissances spécifiques à l'éducation nationale et donc la spécialité me paraît indispensable »

3. Développer l'efficacité réflexive

Il a produit de l'efficacité réflexive et en particulier à partir des échanges dans les ateliers. Mais l'efficacité est composite. Nous repérons quelques notions en référence avec la Clinique de la formation.

3.1. La conscience du double épistémologique

Le « double épistémologique » et les vertiges du double dans des situations de travail avec soi (amicalité professionnelle), avec l'objet (le soin, l'éducation, le bien commun) et l'Autre humain (altérité) nous amènent à penser, agir et à être en relation en même temps ; ce qui oblige le professionnel à accepter cette posture particulière de dédoublement. La « pensée professionnelle en action » est à ce titre un objet qui émerge de ces travaux après la pensée enseignante de Tochon (1993 /2003). Les notions de « soi personnel » ou moi intérieur (Abraham, 1982) et de « soi professionnel » nous ont permis de concevoir la « distance de professionnalité » entre ces deux espaces internes, comme un enjeu et un signe de l'expertise dans les métiers de l'Humain.

« On se prend nous-même comme objet de réflexion, on se voit agir, soit cette réflexion directement life dans l'action, soit après l'action, on va réfléchir à notre action mais à posteriori et c'est le domaine des AAPP ».

Cette phase d'amortissement, de distance professionnelle, et bien elles sont là ces émotions mais j'apprends aussi un petit peu, qu'elles n'ont pas trop d'impact sur ma décision professionnelle, je les sens elles sont là et peut être qu' à la fin des AAPP on va être un petit peu plus léger et la prochaine fois on applique ça dans la pratique et avec peut-être une distance émotionnelle un peu plus pensée, c'est pas toujours évident ».

3.2. Le raccourcissement du délai entre l'agir et la pensée professionnelle en action

Voici de manière explicite l'apparition et la mise en valeur d'un des indicateurs de l'efficacité réflexive (Frisch, 2016). Un débutant va repenser à son agir professionnel après le coup de feu de l'action (en salle de récupération, en salle des profs, dans sa voiture, à son domicile) peu à peu il deviendra capable de penser en action pour décider et agir.

« Moi ce que j'ai remarqué depuis ce que je fais ça, c'est que je réfléchis autrement dans l'action, je me regarde faire. Quand je suis dans une situation un peu complexe ce n'est pas toujours facile et on n'a pas toujours la disposition pour ça. Tout dépend aussi de l'état émotionnel mais parfois j'arrive à me retirer de cette situation là et puis de me voir penser et de penser à ce que je suis en train de penser, de voir et de sentir mes émotions et de me dire : « là attends, tu es en colère contre ton chef, alors, respire un bon coup ! Tout ça en quelques microsecondes. Les AAPP m'ont permis aussi

d'exercer de la réflexivité dans l'action, pas qu'après l'action, mais dans l'action même. C'est vrai que c'est une sacrée richesse ».

3.3. Les formes de compréhension pour soi et pour autrui

La connaissance réflexive nécessite un travail de prise de conscience de soi à soi (pour soi) et un travail d'explicitation (sortir de l'implicite) et de mise en mots de plus en plus conceptuelle pour sortir de la singularité et accéder à un savoir commun, partagé.

« Je participe aux ateliers et je trouve que ce sont des ateliers qui apportent beaucoup de questions sur sa pratique, sur sa posture professionnelle et par rapport au colloque d'aujourd'hui aussi. En Off lors du repas on s'interroge, on se dit bien tiens ça fait écho à... car c'est le principe des AAPP et je trouve que c'est très intéressant de se requestionner, d'avoir une posture professionnelle, de s'interroger sur notre pratique et essayer d'aller au-delà et d'être visible dans ce que l'on fait ».

« La réflexivité c'est quelque chose de très important, j'ai été diplômée seulement en juillet 2018 et c'est vrai que dans le nouveau programme l'analyse des pratiques fait partie intégrante de la formation. Je l'ai fait pendant ma formation mais c'est vrai depuis que je suis diplômée je le fais mais inconsciemment peut-être et justement c'est l'occasion de pouvoir les mettre en pratique avec mes collègues et je trouve cela très intéressant de poursuivre dans cette dynamique-là, de se questionner voire progresser ».

« Effectivement cela peut réveiller des émotions et les AAPP, c'est ce qui est important enfin moi j'ai trouvé cela important. C'est l'une d'entre nous qui expose la

situation, les collègues posent des questions, après cela leur fait penser à des choses, à des situations et ça permet de dire : « OH mince OUF je ne suis pas toute seule ». Et c'est là qu'on dédramatise un peu en se disant cette difficulté nous l'avons aussi vécue mais finalement je ne suis pas toute seule et là au niveau de l'émotion, des fois on a une grosse émotion mais après cela redescend, au moins cela sert à ça, c'est pour cela qu'elles reviennent depuis plusieurs années ».

« Moi je dirais même que l'émotivité évolue, c'est à dire que les groupes changent mais pas beaucoup. Au début il y a eu énormément d'expressions émotives, de souffrance, de mal être et maintenant ils arrivent même à s'approprier déjà la façon de réfléchir et de se mettre en distance aussi et même entre eux avant même que les AAPP se passent, il y a déjà je dirais avec le temps on peut constater ça, qu'il y a beaucoup moins d'effusions émotionnelles qu'au début, elles gèrent mieux les émotions au travail, la posture, est-ce que c'est efficace les AAPP ? Eh bien OUI quand même (rires) et pour en revenir doucement à ça, c'est vrai qu'il y a une certaine efficacité car on voit le groupe évoluer donc en 3 ou 4 ans, 10 ans je vois des changements quand même significatifs dans la relation déjà entre nous mais surtout dans le groupe et c'est même des réflexes après, et l'accompagnement des nouvelles va être beaucoup plus bienveillant ».

4. Initier des prolongements et des importations

Il a produit de l'imitation (Besançon), du désir de faire (Académies de Reims et Dijon) et de la diffusion nationale (Clermont, Nice). L'expérience locale devient de plus en plus partagée au large des territoires. Ce qui pouvait laisser penser à une particularité locale devient une forme partagée qui intéresse la profession sur le plan national. C'est peut-être un signe supplémentaire de professionnalisation du corps des INFENES.

« Moi, je suis Laurence B, Infirmière conseillère technique dans la Marne. Si je suis là c'est parce que Rozenn m'en a beaucoup parlé, à certaines réunions avec un tel enthousiasme et un tel dynamisme et bien je suis là parce que cela m'a interpellée et je me suis dit que cela devait être certainement très positif pour la profession. Je viens vraiment chercher des informations, un éclairage voilà pour savoir exactement ce que c'est que ces ateliers d'analyses de pratiques ».

« Elisabeth D, je suis infirmière conseillère technique du recteur dans l'académie de Dijon. Je m'étais déjà entretenue avec Rozenn de l'expérience qu'elle avait menée et c'est vrai que sur l'académie de Dijon cela ne s'est pas mis en place. Je ne désespère pas mais c'est une demande récurrente de la part des personnels infirmiers cette analyse de pratiques professionnelles... /...

... /... C'est un peu le flou mais moi je suis venue aujourd'hui car je souhaite avoir des informations très précises. Je suis très cartésienne. Il faut que je comprenne comment cela fonctionne, comment cela peut se mettre en place, ce que je vais rapporter à mes équipes pour que cela se mette en place dès l'année prochaine si c'est faisable mais de toute façon c'est un besoin incontournable. Ce sont des demandes récurrentes qui sont de plus en plus... je dirai presque agressives. En effet quand je vais dans réunions de service infirmier, « oui vous n'avez toujours pas trouvé

la solution » donc j'espère pouvoir apporter des réponses et commencer ces formations ».

« Alors nous sommes venues à deux de notre académie (Clermont Ferrand) avec l'objectif de rediffuser à 2 ou 3 autres collègues conseillères techniques rectorales et 2 autres collègues départementales pour vraiment d'essayer d'initier quelque chose auprès des chefs de notre académie ».

5. Former des formatrices et formateurs dans les « métiers de l'Humain »

L'enjeu est de saisir ce qui relie, fait écho d'un métier impossible à l'autre (soigner, enseigner, former, accompagner, encadrer). Le travail avec les émotions et la subjectivité devient une expression normale dans ces métiers. La lucidité professionnelle permet de partager et de métaboliser ou bien de différer l'agir en connaissance de cause. C'est une forme experte de pilotage de la relation professionnelle de soi à l'autre.

5.1. Ils acceptent l'émotion dans les situations professionnelles

« Et qu'est-ce qui se passe si à ce moment-là si l'émotion est tellement importante, si la collègue se met à pleurer ? On l'accepte. On la reçoit. Le groupe est très, très solidaire. Il y a quelques collègues qui ont sorti leur tristesse. On laisse venir, sans jugement, on est là. On n'est pas là pour faire une psycho thérapie de groupe mais on accueille, on les laisse s'exprimer. Mais après, quand on voit qu'il y a un mal être... mais ce n'est pas le but des AAPP. Mais on peut leur dire pendant la pause : « est-ce que tu as besoin de quelque

chose, est-ce que tu as besoin qu'on en parle ? » Si on voit qu'il y a un mal être important mais on ne va rentrer dans un monde que nous on ne gère pas. On laisse venir, on accepte ces émotions. Elles sont là et c'est justement au moment de ces AAPP, dans ce moment de réflexivité que les collègues apprennent aussi à gérer leurs émotions. Enfin, à accepter leurs émotions mais à prendre quand même un peu de distance par rapport à ça au niveau de la profession. Prendre un petit peu de distance parce que souvent on prend une décision sous une émotion, souvent ce n'est pas le bon moment et du coup il faut les accepter, il faut voir qu'elles sont là ».

5.2. Ils assument la subjectivité dans les relations professionnelles de formation et d'accompagnement

Nous reprenons ici le concept proposé par M. Cifali (2008) dans le chapitre « une pensée affectée pour l'action professionnelle » dans l'ouvrage *Formation clinique et travail de la pensée.* La subjectivité serait une partie importante dans ces métiers impossibles. L'expertise consisterait à l'accepter pour continuer d'agir en professionnel.

> *« L'émotion, en tant qu'infirmière, en tant que prof on n'est jamais confronté à l'émotion ? Les métiers de l'humain est ce que ce n'est pas ça qui les rendent impossibles ? On est obligé de faire avec l'émotion de l'autre mais aussi avec la sienne propre, quand Cifali parle de subjectivité assumée, elle ne dit pas : pas de subjectivité dans ce métier. Alors que l'institution voudrait nous gager qu'il n'y en eut pas, donc il y a aussi un côté un peu subversif dans ces AAPP qui est de dire que l'émotion fait partie de notre boulot et ce*

n'est pas en faisant croire qu'on l'attache aux patères à l'extérieur qu'on va devenir plus professionnel ».

« J'ai fait une autre formation AAPP, voilà celle-là, elle était très riche, plus sur la psychologie pas par les pairs et cela nous a apporté. Eh bien on nous écoute mieux par les pairs je trouve. On s'écoute et aussi le dispositif en lui-même qui est très réglementé et ce cadre qui nous protège et qui protège les collègues où il y a plusieurs thèmes qui reviennent : la bienveillance, le respect, le non-jugement, le non conseil, tout cela nous protège et ça nous permet de nous retrouver entre pairs. J''avais un terme que tu as utilisé ce matin, j'étais trop contente que tu l'aies sorti, c'est la reliance, être ensemble, parce qu'on parlait d'isolement professionnel et ça aussi, pour moi cela a été très difficile l'isolement professionnel quand j'ai commencé à travailler et de pouvoir partager, avoir le même langage professionnel et peut être les mêmes émotions, on pourra aborder un peu le sujet après ».

« Ces journées ou demi-journées, elles sont à quelles fréquences ? 4 demi-journées par an. Je vais vous expliquer politiquement en fait, le niveau académique s'occupe de la formation initiale, c'est à dire que tous les deux ou trois ans, suivant les besoins, on est maintenant une quarantaine de formateurs en atelier d'analyses de pratiques professionnelles. Elle est gérée au niveau académique et donc on s'occupe de la formation initiale des nouveaux formateurs et des supervisions ».

6. Il a produit des savoirs cliniques de la formation

La Clinique[1] de la formation inspirée des travaux publiés récemment en Italie (Orsenigo et Ulivieri-Sticozzi, 2018) en écho à nos pratiques que nous cherchons à installer comme cliniques dans le courant français de la clinique pédagogique, de la didactique clinique. Les auteurs écrivent que la clinique de la formation établit un parcours et un cadre ayant « *comme objet la formation, comme procédure la méthode clinique, comme stratégie d'action le fait de penser et d'apprendre d'après l'expérience, comme but l'acquisition d'une sensibilité plus fine, d'une capacité de réflexion, de regard critique envers ses propres pratiques formatives et son propre rôle de formateur* » (Rezzara, Ulivieri-Sticozzi, 2004, p. 42).

> *« Là, il y a beaucoup de choses que j'ai entendues qui font écho car je travaille dans un réseau d'aide, et la solitude que vous connaissez je la connais aussi puisque je travaille sur un secteur de 12 écoles pour aider les élèves en difficultés. Donc tout ce qui est autour du travail en partenariat, de la pluridisciplinarité, voilà ce sont des choses qui font écho et puis je continue à participer à des ateliers d'analyses de pratiques qui sont à destination des réseaux d'aide – on a peut-être 6 ou 7 séances par an - et ce que j'ai entendu avant sur les vertus des analyses de pratiques c'est ce que je retrouve quand j'y participe également ».*

> *« La Clinique de la formation, il y a une production linguistique, iconographique, symbolique et imaginaire, on y est ! Ce que nous ne disions pas il y a 10 ans quand nous avons commencé la formation de*

[1] Massa 1988 Propose une définition de la Clinique de la formation avec un C majuscule.

formateurs et aujourd'hui nous disons : voilà un effet clinique, pour que l'on soit là en tant que sujet, il est important de rapporter non seulement son expérience, son émotion d'infirmière scolaire ou son émotion de femme mais aussi des éléments de sa culture ».

« Je reprends tout à fait ce que vous avez dit, et c'est bien de dire qu'il faut laisser l'émotion mais dans le milieu du savoir, de l'éducation nationale, la subjectivité c'est presque un gros mot. Moi je dis chapeau bas et je vais devoir partir je suis désolée. Chapeau bas parce que ce petit fil entre l'émotion qui apparaît et ne pas tomber dans la thérapie, c'est très important, on n'est pas de psychothérapeutes.

« C'est la situation qui devient un objet en fait, c'est vrai que « le héros » il a aussi son émotion par rapport à la situation mais tout d'un coup elle est déposée au milieu du groupe et cette situation va devenir un objet d'analyse. Et les échos ça permet aussi d'avancer et puis c'est ce que je disais tout à l'heure, il y a la connaissance qui se rajoute ».

« Les échos, ils peuvent aussi être des échos de compréhension, les échos ne sont pas importants que dans l'émotion, ils sont importants en fonction de la nature même du fragment de l'inconfort qui n'est pas uniquement l'émotion.

Dans les AAP il n'y a pas que des situations émotionnelles, il y a aussi des explicitations par rapport à une pratique ou quelque chose de purement technique où on était en inconfort parce qu'on n'a pas su le faire, parce que l'on n'a pas la formation ou parce qu'on se dit chacun a une autre version des choses, des réalités, des enjeux. ».

7. Valoriser le mouvement de contre transposition

Les savoirs professionnels disponibles aujourd'hui sont pour une part construits à partir des situations vécues par les professionnelles. Le travail en contre transposition didactique ou « bottom-up » (Frisch, 2008) est ici tout à fait exemplaire et éclairant. Cela peut expliquer les engagements successifs des professionnelles dans la formation puis la recherche-action et aujourd'hui en recherche-action-formation.

> *« Évidemment c'est cette pratique que nous avons donc c'est celle qu'on gère le mieux mais du coup avec les collègues on observe aussi que le fait d'avoir cette gymnastique intellectuelle au moment des AAPP en collectif, elles peuvent aussi emmener des connaissances sur le terrain. De passer comme ça du monde de la réflexion à la pratique, elles emmènent cette gymnastique sur le terrain et cette connaissance ».*

Nous proposons quelques objets émergents de cette expérience de contre transposition qui pourraient compléter des concepts de la didactique professionnelle au sens où l'entend Muriel Frisch, (2019) pour caractériser encore un peu plus le domaine des « métiers de l'humain ».

7.1. La pensée soignante en action

Après les propositions de Tochon (1991/1998) qui s'interrogeait sur le contenu de pensée des enseignants pendant qu'ils faisaient classe, nous avons proposé « la pensée enseignante en action » et aujourd'hui sur le modèle identique « la pensée soignante en action ».

> *« Une des visées du développement de la réflexivité c'est de permettre au praticien de l'humain de « se penser » pratiquement dans l'action donc d'avoir tout*

ce que l'on a dit, y compris d'aller mobiliser des concepts, des émotions pour pouvoir agir, et c'est ça qu'il faut qu'on dise et c'est ça que les gens ne savent pas parce qu'ils ne le voient pas ».

7.2. L'adhésion collective progressive

« Dans nos groupes d'analyse de pratiques professionnelles, au début il devait y avoir 2 groupes et là maintenant, les formateurs ont à gérer 5 ou 6 groupes mais sans qu'il y ait besoin d'une demande institutionnelle. Je pense qu'entre nous, même si je trouve que ce n'est pas aussi efficace et formateur que ce que j'ai connu en formation, mais en tout cas on en dégage quand même un certain nombre de bienfaits, on en parle entre nous, je pense que si cela venait d'une demande institutionnelle, cela n'aurait pas la même saveur ni la même adhésion, c'est quand même une démarche qui demande à ce que l'on y adhère ».

7.3. La langue du savoir

« Moi ce que je fais dans mon atelier à chaque fois, on réfléchit sur les quatre lettres AAPP parce que c'est intéressant, en cours de l'évolution, j'ai vu que les collègues même dans le mot atelier elles vont mettre une autre définition, dans les mots pratiques, elles vont rajouter quelque chose donc c'est toujours intéressant de voir l'évolution par rapport au nom des AAPP ».

7.4. La construction d'un savoir

« Nous partons de la singularité de l'action d'un professionnel qui sait faire des trucs et qui n'a pas forcément conscience de ce à quoi ça renvoie. Puis nous allons vers des savoirs communs théoriques, des

concepts, qui sont soit des théories du métier professés par la profession, parce que tous ne sont pas encore établis scientifiquement mais tous fonctionnent comme concept en action, ou des concepts théoriques relatifs à des champs scientifiques multiples. Je pense que c'est au moins la deuxième particularité de ce type d'AAPP que l'on ne s'en tient pas à relater les faits, à partager une émotion, on construit du savoir ».

7.5. Un cadre de travail sécurisant

Le cadre produit au cours des années d'expérience sert aussi de « mère suffisamment bonne » (D. Winnicott, 1971). Il permet le travail, il rassure les participants et il limite chacune des personnes et les objets de parole dont il est question. Il est maintenu par l'animatrice qui assume une forme de déséquilibre dans sa relation avec ses pairs. Elle peut ainsi garantir des formes d'altérité, d'écoute, de « portage » (Delion, 2018) et assurer la vie du groupe AAPP par sa position particulière.

« Et le cadre vous le posez à la première séance ? Oui c'est à la séance inaugurale, on explique ce que l'on va faire et on leur explique tout le cadre et après si elles ne veulent pas venir à ce cadre-là, elles ne viennent pas. C'est clair depuis le départ, c'est ce cadre-là et uniquement ce cadre ».

8. Partager le statut d'acteur d'une école bienveillante

Il a produit du développement professionnel des INFENES vers un statut d'acteur d'une école bienveillante et bien traitante, producteurs de santé et de bien-être. Une institution ne peut pas par essence être tout à fait bienveillante. En effet elle généralise, normalise des pratiques qui, ailleurs, sont singulières et subjectives. Pour autant nous pouvons en tant qu'acteurs humains tendre vers cette forme construite de bienveillance. La réponse est permise par le politique mais elle est à construire par chacun.e de nous.

> *« Là elles sont en lien et c'est tout à fait intéressant, avec ce qu'a dit Loïc Chalmel, ce matin et on pourrait se dire que c'est aussi une entité partagée que les AAPP. C'est à dire quand on est fracassé par l'espace professionnel, on peut aussi travailler son « moi authentique » dans un moi social de référence qui est particulier (les AAPP). C'est ce moi protégé qui est en fait un ensemble des Moi authentiques portés par les collègues si je reprends le schéma qu'il a fait ce matin ».*

> *« Ça a été, au début, beaucoup de messages politiques auprès des responsables. Ça veut dire aussi que les collègues auprès de leur chef d'établissement, vont dire : « aujourd'hui je suis en atelier d'analyses de pratiques professionnelles ». Ça veut dire que c'est vraiment un mouvement de tout le monde, tout le monde doit à son niveau, aller vendre le fait qu'ils vont faire quelque chose de professionnalisant qui va leur permettre de revenir avec des choses plus intéressantes pour contribuer à la réussite des élèves ».*

8.1. De l'émancipation pour s'autoriser

> *« Pour les situations où j'ai dit « mince comment j'aurais fait ? ». Il y a aussi d'autres professionnels qui ne sont pas de notre corps de métier-soignant, qui nous mettent dans un inconfort par leurs phrases, par leurs attitudes. Je me dis : « je n'étais ni énervée, ni triste mais je me suis interrogée, j'étais sidérée, agacée ». Je suis régie par des textes de lois, j'ai des missions qui sont écrites noir sur blanc, j'ai une profession*

réglementée et moi j'ai été dans l'incapacité, moi, de dire « je suis là, je suis éducation nationale » avec tout que cela comporte et de dire « non je ne suis pas d'accord ». Quelquefois on n'arrive pas à avoir cette posture professionnelle et de se dire là non je ne suis pas d'accord, tu ne fais pas partie de mon domaine, de mon cadre professionnel. Le fait d'être l'héroïne cela oblige aussi à préciser son positionnement professionnel ».

8.2. De l'indépendance professionnelle

« Ça permet de s'appuyer, on remobilise les textes de Loi par les échos. Il y a beaucoup d'informations qui arrivent par les AAPP. Il y a tel texte de loi, il faut s'appuyer dessus, c'est marqué, c'est indiqué et c'est vrai que cela nous permet de nous remobiliser et de dire aux collègues de se repositionner en tant que professionnel, et de pouvoir dire « non, là c'est comme ça ! ». Quand là, moi je n'y arrive pas, là c'est écrit, et ça nous aide. Il y a des choses qui sont parfois très propres aux infirmières de l'éducation nationale et il y a des fois des informations de la plus pure professionnelle qu'on retrouve aux AAPP ou autre qui va nous être apporté pour éclaircir et qui n'a rien à voir avec ce que l'on fait en réalité mais qui sont importantes, que ce soit dans la pédagogie ou dans d'autres branches et cela nous enrichit aussi ».

8.3. De la réflexivité en action

« On a pu remarquer aussi en tant que formateur en AAPP, au bout de 4 ans, que les situations qui sont présentées au niveau des fragments, il y a des choses que les collègues gèrent sur le coup. Elles mettent en pratique ce que l'on travaille en AAPP et elles ont

adopté petit à petit finalement cette démarche de réflexivité. Souvent on a des situations où elles disent : « non mais ça j'ai déjà réfléchi dessus, ça j'ai déjà réglé ». Par rapport à ça on a véritablement un réel bénéfice pour les collègues qui finalement la pratiquent au quotidien. Elles peuvent mieux se positionner. Le positionnement est beaucoup plus ancré dans l'équipe éducative avec cette réflexivité. »

8.4. De la santé

« Cela produit de la santé parce que c'est quand même aussi pour un mieux-être des collègues, un bien-être physique, mental et social. Donc on produit de la santé à travers ces AAPP au-delà de la professionnalisation, et moi je suis contente quand mes collègues sont bien et il faut arrêter de nous maltraiter entre nous et il faut qu'on se donne du temps, qu'on partage des choses, et que le bien-être c'est quand même un objectif, le bien-être des personnels qui travaillent dans les métiers de l'humain, il ne faut pas les maltraiter ».

8.5. Du bien être

La question du bien être produit en plus du soin, du savoir du bien commun : *« C'est à dire quand on est prof, que produisons nous ? Quand on est soignant, que produisons nous ? Dans ces métiers impossibles, on produit ou pas ? »* Eh bien oui nous faisons l'hypothèse que oui, nous produisons mais sous quelle forme, à quelles conditions et quoi ? C'est une jolie volée de questions. L'homme producteur nous engage aussi à penser dans ce que nous produisons, c'est à dire aussi du bien-être. Est-il indécent de dire que dans les métiers de l'humain il faut produire aussi du bien-être et que l'on voit bien dans les EPHAD, on voit bien dans les services de soins, dans les écoles où les gamins relégués dans des filières de second choix que l'on ne produit pas du bien-être.

8.6. De l'efficacité professionnelle

« Moi je voulais dire qu'on arrivait du coup à une efficacité professionnelle. Les personnes qui participent à ces groupes, ou qui sont sur la démarche de l'AAPP, à un moment donné elles arrivent à vous le dire, avant j'aurais eu besoin de temps mais là j'ai réussi tout de suite à réajuster la situation et à me corriger moi-même sans avoir eu besoin de passer par la réflexion après /sur l'action. Et c'est ce qui nous échappe à ce moment-là en tant qu'animateur et formateur en AAPP et c'est la beauté de la chose quand on a les collègues qui disent grâce aux AAPP voilà ce que j'ai réussi à faire, voilà comme j'ai réussi à m'affirmer. Tu te souviens on avait parlé de ces textes-là, on en avait parlé l'autre fois en situation, j'ai amené le texte, j'ai vu mon chef d'établissement et avec un certain ancrage professionnel, elles se disent voilà c'est gagné. Quand on arrive effectivement par des échanges à avoir ce niveau d'interrogation et de réflexivité, je trouve que c'est un beau challenge réussi ».

8.7. De la demande de formation

« Les AAPP sont un outil de formation à la réflexivité pendant qu'on est professionnel et pas avant la formation mais pendant pour avoir un lieu de partage, un lieu de réflexivité entre pairs, mais cela n'empêche pas qu'il doive se tenir d'autres formations continues. Ça n'exclut pas la nécessité de connaissances variées et d'aller consulter les savoirs. Ça peut mettre en

exergue un besoin de formation qu'on n'avait pas forcément identifié ».

8.8. De la promotion individuelle

« Il y a 4 ans, on m'a proposé si je voulais être animatrice de ces AAPP et j'ai eu le plaisir de former avec ma collègue qui est là – une formation extrêmement riche aussi - et depuis j'anime des ateliers d'analyses de pratiques professionnelles avec des infirmières de l'éducation nationale. Après on m'a proposé si je voulais faire partie de ce colloque, j'ai dit YES, je vais à nouveau me remettre dans le monde de la pensée et je vais me retirer un peu de ma pratique et me voilà près de vous pour cet atelier et d'échanges ensemble. En gros le parcours que j'ai eu et c'est pourquoi je suis là devant vous avec beaucoup de plaisir et je me réjouis des échanges qui vont être mis en place. »

Notons pour conclure que les dernières productions en lien avec les AAPP concernent le développement professionnel des INFENES et renvoient aux compétences attendues des actrices et acteurs de l'éducation nationale dans leur ensemble (2013) : efficacité, réflexivité et développement continué.

Conclusion

La nécessité d'une posture réflexive travaillée s'est imposée au cours de ces échanges qui auront en outre permis l'extension du dispositif à deux académies voisines. Gageons que ces ateliers rendent visibles des compétences spécifiques qui engagent les INFENES dans des pratiques de spécialistes voire, dans l'avenir, vers des pratiques avancées.

Bibliographie

Abraham, Ada. (1982). *Le monde intérieur des enseignants*. Issy-les-Moulineaux : EAP.

Abraham, Ada. & Amiel, Roger. (1984). *L'Enseignant est une personne.* Paris : Les Editions ESF.

Bulletin officiel du 25 juillet 2013.

Bulletin officiel n° 21 du 22 mai 2014.

Bourdoncle, Raymond, Demailly, Lise & Université de Lille III. (1998). *Les professions de l'éducation et de la formation.* Villeneuve d'Ascq, France : Presses universitaires du Septentrion.

Cifali, Mireille & Giust-Desprairies, Florence. (2010). *Formation clinique et travail de la pensée.* Bruxelles : De Bœck Supérieur.

Delion, Pierre. (2018). *Fonction phorique, holding et institution.* Toulouse : ERES.

Derrida, Jacques. (1998). *De l'hospitalité.* Anne Dufourmantelle invite Jacques Derrida à répondre de. Paris : Calmann-Lévy.

Dufourmantelle, Anne. (2012). L'hospitalité, une valeur universelle ? *Insistance* 2012/2, n° 8, p.57-62.

Frédéric Yvon, Philippe Veyrunes, (2013). Genre et style. In Jorro, Anne. (2013). *Dictionnaire des concepts de la professionnalisation.* Bruxelles : De Boeck Supérieur. p. 141-144.

Frisch, Muriel. (2016). *Emergences en didactiques pour les métiers de l'humain.* Paris : L'Harmattan.

Frisch, Muriel (2018). *Didactique de l'information-documentation et développement d'une posture de recherche dans les métiers de l'humain et en intelligence collective.* Paris : L'Harmattan.

Orsenigo, Jole et Ulivieri-Sticozzi, Stefania. (2018). La Clinique de la formation en Italie. *Cliopsy.* n° 20, p. 39-54.

Rezzara, A, Ulivieri-Sticozzi, Stefania. (2004). *Formazione clinica e sviluppo delle risorseumane.* Milan : Franco Angeli.

Ricœur Paul. (1990). *Soi-même comme un autre.* Paris : Seuil.

Schwartz, Yves, & Faïta, Daniel. (1985). *L'Homme producteur : autour des mutations, du travail et des savoirs.* Ouvrage collectif / sous la responsabilité d'Yves Schwartz et Daniel Faïta. Paris : Editions sociales notre temps.

Tochon, François Victor. (2003). *L'enseignante experte, l'enseignant expert*. Paris : Nathan Pédagogie.Wittorski, Richard, Maulini, Olivier & Sorel, Maryvonne. (2015). *Les professionnels et leurs formations : Entre développement des sujets et projets des institutions*. Bern : Peter Lang.Zapata Antoine. (2004). *L'épistémologie des pratiques : pour l'unité des savoirs*. Paris : L'Harmattan.

Quatrième atelier

L'entrée dans le métier d'infirmière scolaire : questionnements et réflexions de novices expérimentées

Analyse réalisée par Sophie DIVAY
(MCF en Sociologie, Unité de Recherche Cérep) à partir du travail mené en atelier et avec la participation de : C. Lambolez, S. Vautrin, E. Henrion, E. Martin.

Introduction

Pourquoi les infirmières qui travaillent à l'école s'intéressent-elles au « tutorat et à l'accompagnement à leur professionnalisation » ?

De telles préoccupations expriment un besoin ressenti dès leur prise de fonction. Il est vrai que l'image de l'infirmière qui vient spontanément à l'esprit est celle d'une femme en blouse blanche, penchée sur un malade alité à l'hôpital. De ce fait, trouver sa place en tant qu'infirmière à l'« école » (quel que soit l'établissement du premier ou second degré, voire même à l'université) auprès d'élèves ou d'étudiants majoritairement en bonne santé peut relever du défi ! Et ce surtout, lorsque personne n'est là pour expliquer à cette praticienne du monde de la santé comment s'insérer dans l'univers de l'Education nationale.

Avant de commenter les échanges ayant eu lieu dans l'atelier consacré au tutorat au cours du colloque : « Infirmières et infirmiers de l'éducation nationale une nouvelle spécialité ? » le vendredi 10 mai 2019 à Nancy, quelques éléments de contextualisation seront, dans un premier temps, livrés sur ce groupe des infirmières scolaires[1] resituées au sein de leur propre famille paramédicale et médicale, ainsi que sur les spécificités de leur métier et les difficultés qu'elles rencontrent tant au niveau collectif qu'individuel. Par la suite, on s'intéressera à la mise en place du « tutorat » et à l'« accompagnement à la professionnalisation » mis en place par l'académie Nancy-Metz. On observera que ce dispositif, en tant qu'initiative localisée, apparaît à même d'apporter des solutions aux obstacles auxquels ces professionnelles se heurtent, tant au quotidien dans le cadre de leurs pratiques, acquisition et développement de leurs compétences de soignantes, que face à leur employeur dont elles attendent collectivement des marques de reconnaissance salariales et des réponses à leurs revendications de légitimité.

Les données présentées dans la première partie de cet article émanent principalement de deux sources : d'une part, des résultats d'une recherche qualitative de terrain menée entre 2010 et 2012 (voir encadré n°1) et, d'autre part, des

[1] L'appellation « infirmière scolaire » sera utilisée ici abusivement puisqu'il faudrait lui préférer celle d'« infirmière de l'Education nationale ». Si, pour un profane, cette distinction est insignifiante, elle ne l'est pas pour les spécialistes de la question. Elle marque en effet un tournant dans l'histoire de ce métier. Dans le cadre du Service national de santé scolaire, créé en 1945, les missions des infirmières et médecins scolaires étaient centrées sur l'hygiène et l'enseignement hygiéniste. A partir de 1991, la mise en place du Service de promotion de la santé en faveur des élèves s'accompagne d'un élargissement des missions des médecins et des infirmières de l'Education nationale, désormais chargés de la santé et du bien-être des élèves, ainsi que d'actions de dépistage et de prévention. L'accent est mis sur le rôle éducatif des professionnels de la santé de l'Education nationale, le lien entre santé et éducation étant ainsi affirmé dans les textes. Sans oublier ces évolutions, nous continuerons d'employer le titre d'infirmière scolaire, notamment parce qu'il reste majoritairement utilisé dans le langage courant.

informations, notamment quantitatives, fournies par la Cour des comptes en mai 2020 dans un rapport portant sur « Les médecins et les personnels de santé scolaire ». Situés à dix ans d'intervalle, ces deux enquêtes permettent d'appréhender les évolutions et les constantes du métier d'infirmière scolaire.

Encadré n°1

Enquête de terrain, 2010-2012

Notre recherche s'est déroulée dans une académie fortement urbanisée de grande taille dans le cadre des programmes mis en place par le Fonds d'expérimentation pour la jeunesse, notamment centrés sur la lutte contre le décrochage scolaire. Elle a commencé en octobre 2010 et s'est poursuivie jusque fin 2012.

Le recueil des données s'est effectué auprès de professionnel(le)s du champ de la santé scolaire :

— dix entretiens avec des infirmières en établissement du secondaire (lycées professionnels et lycées généraux et techniques) ;

— deux entretiens avec des infirmières en poste mixte (collège et écoles primaires) ;

— trois entretiens avec des conseillères techniques au niveau départemental, académique et national ;

— un entretien avec une médecin scolaire et une conseillère technique départementale ;

— un entretien avec une infirmière syndiquée du Snics[2],

Un complément d'information a été apporté par l'analyse de documents institutionnels, comprenant notamment des rapports et des données chiffrées ministériels.

[2] SNICS : Syndicat National des Infirmières Conseillères de Santé.

1. Les infirmières en chiffres

D'après la DREES[3] (*cf.* tableau n°1), au 1er janvier 2020, la France comptait 744 307 infirmières ; de façon stable dans le temps, les femmes sont majoritaires dans ce métier, représentant aujourd'hui 86.5% de l'ensemble des diplômé·e·s d'Etat[4]. En ce qui concerne leur lieu d'exercice, les infirmières exercent pour 64,5% d'entre elles à l'hôpital.

Tableau n°1 : Nombre d'infirmières et infirmiers au 1er janvier 2020, France entière

Sexe	**Ensemble**	**Salariés hospitaliers**	**Libéraux ou mixtes**	**Autres salariés**
Ensemble	744 307	479 836	131 575	132 896
Femmes	644 359 86,5%	414 641 86,4%	109 571 83,2%	120 147 90,4%
Hommes	99 948	65 195	22 004	12 749

Source : Répertoire ADELI- Drees, données au 1er janvier 2020, pourcentages ajoutés par nous

Les infirmières scolaires font partie de la catégorie « autres salariés » qui affiche le plus fort taux de féminisation. L'ensemble des infirmières constitue le groupe professionnel le plus volumineux dans la famille des paramédicaux, et se situe bien devant celui les médecins dont le nombre s'élève à 227 298 au 1er janvier 2020 (*cf.* tableau n°2). Les médecins scolaires appartiennent à la catégorie « autres salariés » où, comme pour les infirmières, le taux de féminisation est le plus élevé.

[3]Données mises en ligne : http://dataviz.drees.solidarites-sante.gouv.fr/demographie-professionnels-sante/

[4] Raison pour laquelle nous utiliserons le féminin pour désigner l'ensemble des professionne·le·s.

Tableau n°2 : Nombre de médecins
au 1er janvier 2020, France entière

Sexe	**Ensemble**	**Libéraux exclusifs**	**Mixtes**	**Salariés hospitaliers**	**Autres salariés**
Ensemble	227 298	101 401	27 201	70 804	27 892
Femmes	107 348 47,2%	41 105 40,5%	10 685 39,3%	38 098 53,8%	17 460 62,5%
Hommes	119 950	60 296	16 516	32 706	10 432

Source : ASIP-Santé RPPS, traitements Drees - données au 1er janvier 2020, pourcentages ajoutés par nous

Au sein de l'Education nationale, les médecins (1 214 en 2018-2019, soit environ 0,5% de l'ensemble du corps) et infirmières (8 712 en 2018-2019, soit 1,2% de l'ensemble) forment des segments (Strauss, 1992) ultra-minoritaires tant au sein de leurs groupes professionnels respectifs qu'au sein de leur institution qui employait par exemple 870 900 enseignants dans les écoles, collèges et lycées du public et privé à la rentrée 2018[5].

S'ajoute à cette ultra-minorité professionnelle et sectorielle, un taux d'encadrement très faible tant pour les infirmières que pour les médecins, sachant que chez ces derniers la pénurie de personnel est sévère et tend à s'accentuer : en 20 ans (entre 1998 et 2018), le nombre de médecins a diminué de 7% alors que le nombre d'élèves est resté stable (*cf.* tableau 3). Cette pénurie de praticiens est en grande partie due à la faible attractivité de ces postes, les salaires étant relativement plus bas comparés aux revenus des autres médecins salariés et à plus juste titre des libéraux.

---

[5] https://www.education.gouv.fr/les-chiffres-cles-du-systeme-educatif-6515

Pendant le même temps, les effectifs d'infirmières ont connu une légère amélioration, mais malgré cette évolution, le taux moyen d'encadrement est resté extrêmement faible et les conditions d'emploi se dégradent : « Alors qu'en 2018, l'effectif global d'élèves est quasi-identique à celui de 1998, le nombre d'infirmiers a augmenté de presque 40 % au cours de ces 20 dernières années (la progression est particulièrement sensible dans les années 2000). La croissance des effectifs d'infirmiers se conjugue avec un recours accru aux personnels contractuels (10 % du total des effectifs en 2018 contre 8,4 % en 2013). Dès lors, le nombre d'élèves moyen par ETP [emploi à temps plein] d'infirmier a diminué : il s'établit à 1 300 en 2018 contre 1 348 en 2013. » (Cour des comptes, 2020, p.24)

Tableau n°3 : Évolution comparée des effectifs d'élèves, de médecins et d'infirmiers (en personnes physiques)

	1998-1999	**2010-2011**	**2018-2019**	**Évolution 1998-2018**
Nombre de médecins	1 307	1 478	1 214	-7%
dont médecins conseillers techniques	111	112	111	0%
Nombre d'infirmiers	6 250	8 429	8 712	39,4%
dont infirmières conseillères techniques	ND	ND	121	
Effectifs d'élèves à la rentrée*	12 295 596	12 017 495	12 295 641	0%

Champ : France métropolitaine + DOM (hors Mayotte)
Source : d'après données transmises par la DEPP pour l'année 2018-2019, sauf effectifs des conseillers techniques (réponses des académies) / Rapport de la Cour des comptes de 2011 (données DEPP) pour les années 1998-1999 et 2010-2011
**1er et 2nd degrés, public et privé*

2. Les infirmières scolaires en actes

Les caractéristiques structurelles du groupe professionnel des infirmières scolaires déterminent en grande partie leurs conditions de travail que seule une approche qualitative peut plus finement mettre au jour. Nous nous appuierons sur les résultats de la recherche que nous avons menée entre 2010 et 2012 ainsi que sur une analyse des extraits des témoignages livrés spontanément par les participantes de l'atelier « "Tutorat et accompagnement à la professionnalisation" (désormais désigné sous l'acronyme « ATAP ») d'avril 2020 (*cf.* l'encadré n°2).

Encadré n°2

Méthodologie d'analyse du verbatim des échanges enregistrés et retranscrits de l'ATAP

J'ai assisté à cet atelier en tant qu'observatrice la moins participante possible ; ma seule intervention a consisté à répondre à la question posée par l'une des animatrices en fin de séance qui me demandait de livrer mes éventuels commentaires. J'ai fait en sorte d'être brève afin d'éviter d'introduire trop de biais.

Le matériel sur lequel repose l'analyse des échanges se présente sous la forme d'une retranscription intégrale écrite (de 38 pages, soit 72 162 mots) des prises de parole successives ayant eu lieu au cours de l'ATAP.

Ce compte rendu fidèle permet de garder une trace précise du contenu des échanges oraux saisis sur le vif. Ils sont produits par des participantes de statut différents (infirmières scolaires, conseillères techniques, formatrices en institut de formation d'élèves infirmières ou aides soignantes). Les points de vue croisés mettent au jour la diversité des cas de figure et la mise en partage de questionnements, expériences et définitions.

J'ai procédé à une lecture linéaire du verbatim et appliqué une analyse inductive relevant de la *grounded theory* (Strauss, Corbin, 1990), fondée sur un repérage progressif et un classement cumulatif des thèmes émergents.

Une des principales caractéristiques des infirmières qui travaillent à l'école est d'exercer un « autre métier » que celui de leurs collègues soignantes, même si toutes portent le même nom de métier. (Divay, 2012), comme l'explique une des professionnelles de l'ATAP :

> *« Vous pourriez interroger toutes mes collègues... Le moment inaugural où elles se sont retrouvées dans le bureau de l'infirmière, où là il y a eu un temps où : "Qu'est-ce que je vais faire ?" Parce qu'on se défait justement du "cure", donc voilà, donc ça crée un phénomène finalement d'acculturation auprès du tutoré. Donc, c'est peut-être là-dessus que d'ailleurs Lara, qui avait une extrême connaissance de l'ado et de l'enfant puisque puer, se sentait vraiment en difficulté sur l'institution et les codes professionnels nouveaux. »*

On peut en effet parler d'« autre métier » car le concours de l'Education nationale est majoritairement tenté et réussi par des infirmières qui viennent y commencer une deuxième carrière, après une ou plusieurs expériences en établissement(s) de santé. De ce fait, en 2009[6], l'âge moyen des infirmières en activité était de 46,5 ans et l'âge moyen d'entrée dans le corps de 36 ans. Par conséquence, leur ancienneté au sein de l'Education nationale s'avère faible : toujours en 2009, 56,4 % des effectifs cumulés ont une ancienneté égale ou inférieure à 10 ans. De manière générale, ces praticiennes entrent dans le monde scolaire pour y finir leur carrière puisque, entre 2001 et 2008, 83 % des départs ont été des départs en retraite (DGRH C1-1, 2010). Toutefois, certaines infirmières font exception à la règle et ne sont pas sans souligner cette particularité hors du commun :

---

[6] Nous aurions souhaité disposer de données plus récentes, mais comme nous le verrons plus loin, ce qui est appelé la « grève administrative » des services de santé scolaire limite la diffusion des données sur leurs personnels.

« Donc moi c'est Sandrine, diplômée d'Etat depuis 1998 aussi, je suis entrée dans l'Education nationale en 1999 par voie de concours. Quand j'ai passé le DE infirmier, c'était dans l'objectif de venir dans l'Education Nationale, je précise quand même. » (Participante à l'ATAP).

Il est à noter que ces départs en retraite ne se produisent pas à l'issue d'une troisième carrière, les possibilités d'évolution professionnelle dans le corps étant très restreintes du fait de l'existence d'un petit nombre de postes de conseillère technique (*cf.* tableau 3 : 121 conseillères pour 8 712 infirmières en 2018-2019).

En outre, ce « nouveau métier » recouvre des missions et des activités hétérogènes, c'est-à-dire qu'il se subdivise aussi (comme le groupe professionnel des infirmières) en segments dont les frontières sont tracées selon des lieux, publics, problématiques, objectifs différenciés :

« Donc, voilà, donc, on ne se résume pas à un format démonstratif, on en a présenté l'échange aujourd'hui, mais on cherche vraiment à ce que le tutoré s'interroge sur ces pratiques. Chaque situation étant extrêmement contextualisée, de toute façon, ça n'aurait pas de sens de donner des leçons ou des organisations, puisque travaillant dans des champs différents auprès de publics différents, puisque ça peut être des petits, des plus grands, il faut vraiment qu'on parte sur la réflexivité, le tout dans un sentiment d'appartenance. Je l'ai assez dit et avancé. Une culture professionnelle qui finalement est double, on l'a beaucoup dit ce matin : code de la Santé publique, code de l'Education, donc il faut vraiment qu'on arrive à appartenir à cette équipe, à cette communauté éducative qui est différente de nous, mais autant qu'on ne crée pas un <u>isolement professionnel</u>, plutôt avoir du lien entre nous, avec

d'autres dispositifs pour les ateliers d'analyse de pratique professionnelle, mais également des outils communs, comme le rapport d'activité qui nous entraîne aussi à avoir une démarche clinique de haut raisonnement et je vous invite à aller lire les actes de ce colloque, puisqu'il y a d'autres groupes de travail qui ont été sur ces champs-là. » (Participante à l'ATAP, souligné par nous).

Cet extrait contient un mot clé, présent tant dans les discours des professionnelles (traduisant leur rapport subjectif à leur travail) que dans les comptes rendus d'études institutionnelles (constats objectifs) : l'isolement. Si les situations diffèrent d'un établissement à l'autre, les soignantes ont toutes peu ou prou à composer avec un positionnement singulier : elles sont souvent l'unique représentante de leur catégorie professionnelle dans leur(s) établissement(s) ; le travail en équipe est limité ; la pénurie de personnels de santé à l'Education nationale entrave leur coopération avec les médecins scolaires ; leurs domaines d'intervention, comme l'éducation à la santé, ne sont pas ceux de leurs collègues enseignants ou administratifs ; le respect du secret professionnel restreint les échanges qu'elles peuvent avoir au sujet des élèves et de leur famille, tant de façon informelle qu'au cours des réunions de travail ; enfin, les chefs d'établissement, leurs supérieurs hiérarchiques, requièrent souvent leur présence en continu, en cas d'urgence, ce qui contribue à les confiner dans l'infirmerie.[7]

[7] On notera que la situation des médecins scolaires n'est guère meilleure, dans le sens où elles souffrent d'autres maux que celui de l'isolement professionnel, pas tout à fait étrangers aux infirmières, mais vécus plus péniblement car en grande partie d'ordre symbolique. Selon Agnès Gindt-Ducros (2010), les médecins scolaires cumulent un ensemble de propriétés stigmatisantes : elles appartiennent au sexe féminin dans un univers majoritairement masculin et sont des salariées dont le Conseil de l'Ordre se désintéresse ; elles sont les expertes d'une approche sociale et

De telles conditions de travail expliquent la faible attractivité des emplois d'infirmières scolaires. Bien que la politique de recrutement soit depuis peu à la hausse avec plus de 300 postes supplémentaires créés et offerts au concours entre 2006 et 2009, nombre d'entre eux restent vacants : « Depuis 2006, le rendement[8] reste stable (autour de 72 %) et a augmenté par rapport à 2003, 2004 et 2005 où il était d'environ 64 %. Néanmoins, depuis 2007, le seuil de rendement demeure à environ 75 % ; il existe donc un problème de vivier récurrent. » (DGRH C1-1, 2010).

Enfin, rappelons-le, à leur arrivée dans l'Education nationale, ces infirmières commencent presque toutes une deuxième carrière. Cette réorientation, qui s'inscrit dans leur parcours de socialisation professionnelle, recouvre une transformation individuelle (Darmon, 2010). Un travail sur soi de reconstruction partielle est à effectuer afin de procéder à un réaménagement de dispositions incorporées de longue date et de pratiques qui étaient en adéquation avec le milieu hospitalier ou du soin. Cette étape de transformation est délicate, voire douloureuse, car elle implique, d'une part, le renoncement à d'anciennes croyances ancrées depuis la période de formation initiale en IFSI[9] et, d'autre part, l'adhésion à un nouvel habitus professionnel. Ce faisant, ces praticiennes expérimentées, novices dans le milieu scolaire, qui avaient acquis un statut valorisant d'expertes reconnues dans leur environnement de travail, vivent une période de

---

préventive, qui ne constitue pas une spécialité médicale ; ces médecins ne dépendent pas du ministère de la santé ; si elles ont le droit de prescrire des actes de prévention, les prescriptions médicamenteuses sont exclues ; enfin, elles sont mal payées, leur grille salariale étant la plus basse de tous les médecins de la fonction publique.

[8] Le taux de rendement d'un concours correspond au rapport entre le nombre d'admis et le nombre de postes ouverts. Ainsi, si le nombre de candidats admis égale le nombre de postes offerts, le taux de rendement est de 100 %.

[9] Institut de formation en soins infirmiers.

régression déstabilisante et inconfortable, c'est-à-dire un retour à l'état de débutante[10] qu'une des participantes à l'ATAP résume en ces termes :

> *« J'avais beaucoup échangé avec X lorsque que j'avais vraiment besoin d'un travail de reconstruction, parce que, voilà, elle s'apercevait de ce que c'était mon métier, et du coup il fallait reconstruire mon identité, mon orientation professionnelle, et ça pouvait être déstabilisant pour quelqu'un qui est déjà plein de potentiel de s'apercevoir que finalement elle a encore tout à apprendre. »*

Le segment des infirmières de l'Education nationale est traversé par des questionnements et difficultés partagés par ces praticiennes de la santé (peut-être davantage que du soin) qui doivent trouver et faire leur place sur un territoire professionnel étranger dont elles méconnaissent les logiques d'action et de pensée et où elles passent inaperçues.

Le peu d'attention dont elles font l'objet produit chez ces professionnelles un sentiment de malaise qui se manifeste à un niveau national, notamment dans des actions de contestation menées pour se faire entendre de leur employeur, comme les auteurs d'un rapport institutionnel le soulignent :

« L'activité des services de santé scolaire est normalement suivie par l'administration centrale via l'enquête *santé-social* de la direction générale de l'enseignement scolaire (DGESCO). Cette enquête statistique est envoyée chaque année aux académies, sous le format d'un document Excel.

---

[10] Les infirmières expérimentées à qui leur hiérarchie octroie un statut de faisant fonction de cadres de santé, avant toute formation (formelle ou informelle), connaissent une épreuve professionnelle semblable, puisqu'elles doivent apprendre à devenir des managers, immédiatement « sur le tas » et ce en évitant de perdre la face (Goffman, 1974) aux yeux d'infirmières qui jugent leur capacité à incarner une « bonne cheffe » à qui aucun temps transitoire de débutante n'est accordé. (Divay, 2019)

Or, les personnels de santé, médecins et infirmiers, reçoivent des consignes syndicales de “grève administrative”, c’est-à-dire de refus de transmission des statistiques. Sans être générale, cette consigne est assez largement suivie, si bien que le ministère ne dispose que d’une information lacunaire et peu fiable. » (Cour des comptes, 2020, p.29)

Mis à part le fait que ce boycott contribue à renforcer la faible visibilité de ces personnels, il n’a apparemment sur le ministère qu’un effet tout relatif, la DGESCO se montrant peu réactive : en effet, d’après la Cour des comptes, elle n’a « pas donné d’instructions pour que les personnels considérés se voient rappeler leurs obligations statutaires. Les recteurs n’ont pas davantage pris de dispositions en ce sens (...) La hiérarchie qui cherche à éviter le conflit, confrontée à la difficulté de pourvoir les emplois vacants de médecins, se satisfait d’une situation dans laquelle les responsables académiques n’ont qu’une vision très vague de l’activité des services de santé scolaire. (...) Or les résultats en termes de visites et dépistages obligatoires, prévus par la loi, sont très médiocres et dans certains cas alarmants. Ils ne sont pas connus par le ministère qui s’est facilement accommodé d’une grève administrative, perdant alors toute capacité de pilotage des services médicaux et infirmiers. » (Cour des comptes, 2020, p.29 et p.40)[11]

3. Les infirmières scolaires « tutorées »

Les infirmières scolaires (ainsi que l’ensemble des personnels de santé de l’Education nationale) souffrent d’un manque de visibilité dans leur milieu de travail quotidien et d’une insuffisante considération de la part de leur employeur.

[11] Ces propos appartiennent à l’auteur du rapport pour la Cour des comptes. Nous ne faisons pas nôtres les jugements institutionnels portés sur le positionnement du ministère.

Dans une telle configuration des rapports salariaux, l'instauration d'un dispositif d'accompagnement prenant la forme d'un tutorat ne peut être qu'apprécié par les infirmières dont l'une d'elles décrit bien les attentes :

> « *Après, moi, ce que j'imagine dans l'Education nationale, c'est là où c'est nécessaire qu'il y ait un tuteur, après, c'est un changement d'identité aussi ! Moi je l'ai vécu, du coup, je me transpose par rapport à ça. Quand je suis passée de l'hôpital à la formation, c'est un changement quelque part de métier, c'est un changement, alors tout en gardant le fond de l'infirmière, on change aussi de fonction. Et après, pour le cas des quelques infirmières scolaires que je connais, c'est aussi dans le travail en équipe, c'est aussi différent parce que ça veut dire intégrer une nouvelle équipe où souvent l'infirmière scolaire est seule dans l'établissement, entourée des enseignants, du directeur, enfin de toute une hiérarchie de collègues qui n'ont pas la même identité professionnelle. Mais, il faut s'intégrer dans cette équipe. Et je pense que le tutorat, il est important à ce niveau-là pour, là, vraiment accompagner cette identité professionnelle et cette organisation, parce que ce matin, on parlait des ministères, eh bah, on ne sait jamais de qui on dépend ! Du ministère de l'Education nationale ? Du ministère de l'Enseignement supérieur ? De la Santé, de la Solidarité ? Enfin, bon, on est qui, quoi ? Donc, ça je trouve vraiment qu'il y a des professions... après, nous, le tutorat des étudiants, c'est un tutorat spécifique, mais quand on doit habiter une fonction nouvelle avec toute une organisation nouvelle... Voilà, puis après, on en avait déjà discuté avec les collègues aussi, il y a peu de stages qui sont aussi mis en place pendant la formation* [initiale en IFSI], *souvent c'est un métier qu'on voit après, après l'hôpital, enfin c'est un peu, on ne va pas*

forcément directement en tant qu'infirmière scolaire. » (Participante à l'ATAP)

Comme on l'a déjà indiqué, les infirmières scolaires prennent leurs fonctions directement après la réussite au concours. Il leur est proposé ce qui est appelé : une « formation d'adaptation à l'emploi », mais elle se limite souvent à quelques jours espacés dans le temps et peu nombreux. Elles sont donc jugées immédiatement opérationnelles, contrairement aux médecins qui doivent suivre une formation obligatoire dans le courant de l'année après le concours, dispensée par l'Ecole de hautes études de santé publique de Rennes : « La formation vise à :

— approfondir l'expertise médicale (troubles des apprentissages, psychopathologies des enfants et adolescents, médecine du travail de l'élève) et l'expertise en santé publique dans le domaine de l'enfance et l'adolescence ;

— acquérir des méthodes et outils pour promouvoir la santé dans une perspective d'aide à la décision et de conduite de projets ;

— permettre l'appropriation du contexte politique, institutionnel et juridique lié à leur métier.

La validation de la formation repose sur l'assiduité, l'élaboration d'un travail écrit collectif de promotion de la santé et un oral collectif mettant en jeu les compétences des médecins en communication et en promotion de la santé. Cette validation constitue une des conditions à la titularisation. » (Site de l'EHESP[12]).

Pas de formation digne de ce nom à l'entrée en fonction pour les infirmières, et cette lacune n'est pas compensée par la suite : « La formation continue figure parmi les points les

[12]https://www.ehesp.fr/formation/formations-fonction-publique/medecin-de-education-nationale-men/

plus faibles de la gestion des personnels de santé du MENJ. Le ministère lui-même dispose de peu de données à cet égard. Il ne suit pas les formations continues pour chaque métier, les médecins scolaires, infirmiers et ASS [assistantes de service social] étant regroupés en trois catégories : personnels médico-sociaux titulaires de catégorie A, de catégorie B et personnels contractuels. Le ministère indique qu'en 2018, 54% des personnels médico-sociaux titulaires de catégorie A et B seulement ont participé à un stage, la durée moyenne annuelle de formation était d'environ 2,19 jours pour les catégories A et 1,30 pour les catégories B, soit une formation continue plus réduite encore que celle des enseignants, fort limitée. » (Cour des comptes, p.59).

De toute évidence, le dispositif de tutorat formalisé et mis en place par l'académie de Nancy-Metz apparaît comme une initiative originale répondant à des besoins criants. Tel que décrit par l'une des infirmières de l'ATAP, cette offre d'accompagnement représente un moyen efficace pour contrer l'isolement auquel les nouvelles recrues sont d'emblée confrontées. Il constitue également pour ces dernières un outil d'intégration facilitant le passage par un épisode de transformation dans le cours continu de socialisation professionnelle :

> *« Ça a été franchement quelque chose de primordial et d'essentiel dans mon sentiment d'appartenance à l'Education nationale et dans l'acculturation que j'ai pu avoir pour pouvoir au mieux recevoir, accueillir et prendre en charge cette nouvelle population qui m'était complètement inconnue. »* (Estelle, participante à l'ATAP)

Au-delà d'une connaissance des règles formelles et informelles de fonctionnement propres à leur milieu professionnel, les tutrices transmettent également à leurs collègues débutantes les ressorts d'un positionnement professionnel grâce auquel elles s'autorisent à faire valoir leur légitimité. Cette assurance s'acquiert soit par transmission directe au travers de conseils, soit par identification plus ou moins volontaire au modèle identificatoire que les « anciennes » incarnent :

> *« Les tuteurs, ils nous apprennent aussi à nous affirmer auprès des chefs d'établissement et nos collègues de travail pour pouvoir... »* (Une participante à l'ATAP).

Au-delà de ses indiscutables avantages pratiques, favorisant la transmission du métier (Divay, Legendre, 2014), le dispositif de tutorat de l'académie Nancy-Metz, tel que présenté et commenté dans le cadre de l'ATAP, soulève des questionnements conceptuels, notamment liés à la polysémie sémantique des termes de tutorat et tutrice·eur, placés au centre d'un registre lexical aux limites floues et dépendantes des données contextuelles et milieux institutionnels (services hospitaliers généralistes ou spécialisés, instituts de formation, stages obligatoires en cours de formation, formation « sur le tas », formation continue, etc.). Les extraits d'échanges cités ci-dessous renferment une variété des termes usités spontanément, pointant leur éventuelle synonymie, ce qui appelle une clarification :

> — *« C'est pour ça que je vous demandais de préciser, parce qu'il y a toute une déclinaison de termes autour de l'accompagnement : tutorat, mentorat, ou les coaches... »*
>
> — *« Bah, l'accompagnement, je dirais que c'est le fond et comme Marie-Paule, elle en parle, elle en parle comme ça. L'accompagnement, c'est le fond et à côté de ça, il y a un petit peu des formes différentes d'accompagnement. Le fait de savoir mentorer, un guide, c'est aussi un accompagnement, mais une forme. Raccrocher à ça, on est quand même tout le temps dans*

l'accompagnement. On est à côté d'eux, comme le tuteur, on essaye le côté arboricole. »

— « La notion de tuteur, finalement, elle est assez récente quelque part, parce qu'avant on parlait plutôt de mentorat en psychiatrie et tout ça. La transmission et la formation, elles se faisaient sous un système de mentorat. Après, la notion du tuteur, elle a été mise en place par le référentiel de 2009 et c'est pour ça qu'on utilise ce terme-là. Dans d'autres pays, ils utilisaient un autre terme, ils appellent ça "praticien formateur" »

— « 2009, le nouveau référentiel des études et des étudiants, dépose une universalisation, mais le terme de tutorat finalement découle de l'accompagnement qui était vraiment mis en tête dans les années 90. »

Il ne s'agira pas ici de proposer une définition pour chacun des termes employés, sachant, par exemple, que l'étude du terme d'accompagnement nous entraînerait à elle seule dans des considérations fort intéressantes, mais dépassant largement le périmètre de cet article, tant les rhétoriques institutionnelles ont fait florès ces dernières décennies : « La notion d'accompagnement a connu ces dernières années un véritable engouement, au point d'envahir tous les domaines de la vie sociale. Elle se présente comme vertueuse, consensuelle, propre à susciter l'adhésion, mais n'en reste pas moins ambiguë, prenant des formes et des significations différentes au cours du temps et selon les professionnels qui y ont recours. Largement mobilisé par de multiples acteurs institutionnels, professionnels et associatifs, ce concept semblerait pointer des situations et des contextes nouveaux, qui appellent des interventions également novatrices. » (Boulayoune, 2012, p.8)

Nous tenterons plus modestement de jeter les bases d'une typologie des situations d'interaction professionnelles des dispositifs dits de « tutorat » en nous appuyant sur l'éventail des possibilités évoquées dans l'atelier ATAP, et en croisant trois dimensions : le milieu professionnel, le statut de la personne tutorée et celui de la personne chargée du tutorat.

Tableau n°4 : Typologie des cadres de tutorat

Statut tutrice·eur	**Statut tutoré·e**	**Cadre de l'interaction**	**Exemples**
Tutrice·eur de stage = professionnel·le en activité	Elève, futur·e professionnel·e de niveaux différents selon les années de formation (grand e débutant·e à élève expérimentée en fin de long cursus)	Tutorat formel et obligatoire Formation pratique en situation de travail	IFSI (3 années de formation) IFAS
Tutrice·eur « à distance » = formatrice·eur, ex-professionnel·le	Elève, futur·e professionnel·e de niveaux différents selon les années de formation (grand e débutant·e à élève expérimentée en fin de long cursus)	Tutorat formel et obligatoire Formation en institut (ou école)	IFSI (3 années de formation) IFAS
Tutrice·eur alter ego = professionnel·le en activité	Professionnel·le novice expérimenté·e = en réorientation transformatrice professionnelle	Tutorat informel, localement organisé, non obligatoire réglementairement, sans évaluation/validation En milieu de travail	Tutorat EN infirmières scolaires

Tutrice·eur en apprentissage = élève ou étudiant·e « confirmé·e »	Elève ou étudiant·e = novice, grand·e débutant·e	Tutorat institutionnellement organisé mais non obligatoire et réglementé, sans évaluation/validation	Université, tutorat estudiantin proposé aux étudiant·e·s de première année
Tutrice·eur hiérarchique = cadres de santé	Faisant fonction de cadres de santé = professionnel·le en réorientation et transformation « sur le tas »	Tutorat informel, plus ou moins institutionnellement organisé, avec évaluation/validation non réglementé	En milieu hospitalier, repérage des professionnel·les à potentiel, avant concours et formation diplômante obligatoire

Ce tableau ne contient qu'une ébauche de typologie ; il pourrait être avantageusement complété par une recherche sur les différentes mises en pratique de dispositifs dits de tutorat et grâce à l'ajout de critères pertinents de classement.

Toutefois, les échanges de l'ATAP permettent le repérage d'un problème qui s'avère commun à des milieux de travail différents : le manque de personnel, la surcharge de travail, la pression temporelle, les injonctions à l'efficacité et l'efficience qui laissent peu de disponibilités aux tutrices·eurs pour encadrer les tutoré·e·s, et dans certaines situations une utilisation abusive de cette main-d'œuvre livrée à elle-même ou chargée de tâches non maîtrisées :

> *« En tant qu'étudiant, il va réaliser les actes sur un cas d'un patient qu'il est censé connaître parce qu'autrement il se trompe. S'il ne sait pas ce qu'il va faire, à qui et... Donc, ça, c'est une démarche depuis le nouveau... c'est une démarche de soin, mais les professionnels... donc effectivement... un étudiant ça rend bien service quand il vient en stage donc... On y va, il ne connaît pas les patients, donc il se plante. »* (Une participante à l'ATAP)

Bien sûr, le bon déroulement du tutorat dépend en partie de l'investissement personnel que la tutrice ou le tuteur consent à faire pour remplir cette mission, de son intérêt pour le partage des connaissances et la transmission de ses savoirs professionnels, mais des conditions matérielles, financières, organisationnelles suffisantes sont indispensables pour susciter cet investissement, comme le souligne une des animatrices de l'ATAP en synthétisant les propos qui viennent d'être tenus à ce sujet :

« On est sur une notion d'efficacité économique plus que quelque chose d'holistique et de cheminement vers quelque chose, quoi. Finalement, il y a des choses qui s'imposent, si je reformule ce que vous dites par rapport aux éléments, c'est que le politico-économique déployé surpasse la pensée première de l'accompagnement que vous aviez formalisée au niveau de votre formation. »

Conclusion

Les échanges retranscrits dans le cadre de l'atelier portant sur le tutorat pourraient être analysés à l'aune de références théoriques relevant des sciences de l'éducation et donc centrées sur les objectifs et contenus de ce dispositif d'accompagnement pour adultes et les différentes compétences qu'il vise à transmettre, les voies de transmission ou encore les effets d'une démarche qui se veut « réflexive », fondée sur un « apprentissage dans le plaisir » (termes utilisés par les participantes à l'ATAP).

Mais d'autres données d'ordre organisationnel, institutionnel et politique sont également livrées par les membres de cet atelier. Nous nous appuierons sur la théorie des investissements de forme conçue par des économistes des conventions qui de façon pragmatique permet de caractériser le dispositif de tutorat de l'académie de Nancy-Metz, réservé en l'occurrence aux infirmières scolaires, segment du groupe professionnel des infirmières.

Dans le monde du travail et de la production de biens et de services, il ne suffit pas que des travailleurs obéissent à des ordres et mettent en œuvre leurs compétences pour exécuter des tâches prescrites, permettant ainsi le fonctionnement de l'entreprise et l'atteinte de ses objectifs entre autres économiques : « La relation établie entre la production, les machines, les matières premières et les personnes au travail, implique la mise en œuvre de tout un ensemble d'"outils" complémentaires, normes, standards, règlements, conventions, contrats, qualifications, marques, etc., et c'est de l'articulation de ces outils que résulte la fonction de production de l'entreprise. » (Thévenot, 1986, p.21).

En l'occurrence, l'investissement de forme porte sur la mise en place d'un dispositif de tutorat co-construit par plusieurs investisseurs cités au cours des échanges de l'ATAP : la rectrice de l'académie de Nancy-Metz, des conseillères techniques de l'académie, des « tutrices volontaires expérimentées », ainsi que des infirmières scolaires.

Les opérations de mise en forme, recouvrant un travail intellectuel individuel et collectif (assez peu décrit dans l'ATAP) ont débouché sur l'élaboration d'instruments ou de « formes » pour la plupart immatérielles, du fait du caractère relationnel du travail des infirmières scolaires. Le dispositif de tutorat est composé de critères définissant le public cible (infirmières débutantes, soit lauréates du concours, soit contractuelles) ; d'outils pédagogiques pour des séances en présentiel ou à distance ; d'un cahier des charges pour la tutrice ; d'une lettre de mission désignant les tutrices, transmise via le chef d'établissement ; d'une « fiche navette » de formalisation des temps d'échanges entre personnes tutrices et tutorées ; d'une grille d'évaluation formative comportant des critères et un tableau de suivi du tutorat.

La production de ces formes immatérielles, consignées dans des recueils écrits sur support papier ou électroniques, implique des coûts financiers (temps de travail), personnels (intérêt, réflexion, travail cognitif), temporels (temps consacré à ce travail), mais ils ont été peu détaillés par les participantes de l'ATAP. Il n'a été fait allusion qu'à une rémunération officiellement accordée aux tutrices, mais dont le montant est faible :

> *« En tout cas elle existe, elle n'est pas forcément énorme, mais elle existe, c'est une forme de reconnaissance »* (Une participante de l'ATAP)

Cette « forme de reconnaissance » contribue également à agencer le dispositif à travers un bénéfice symbolique institué.

Par ailleurs, le montage du dispositif est consolidé par une stratégie d'articulation de nouvelles formes à d'anciennes plus établies :

> — *« Donc voilà, c'est quelque chose qui est institué dans notre PAFA (Plan académique de formation annuelle), dans lequel on doit s'inscrire pour pouvoir réaliser ces temps, et ces temps sont vraiment formalisés et dédiés »* (Une participante de l'ATAP)
>
> — *« Cette poursuite du travail réflexif, on la rencontre aussi lors des Ateliers d'analyse de pratiques professionnelles. Donc c'est vrai que ça, on le retrouve, et c'est quand même une chance qu'on a en tant qu'infirmière de l'Education nationale de l'académie de Nancy-Metz de pouvoir bénéficier aussi de ce dispositif, après le tutorat où on a des temps, où on nous permet des temps, ou pendant le tutorat. »* (Une participante de l'ATAP)

Reste une question centrale et déterminante pour le devenir de ce dispositif de tutorat, celle du degré de validité générale et de l'étendue du domaine de validité (Thévenot, 1986). Depuis ses prémices, au début des années 2000, ce dispositif connaît une évolution sous-tendue par un processus croissant de rationalisation et de formalisation. Une « rigidification » (Thévenot, 1986) ou une capacité de résistance face aux éventuels déformations ou obstacles fait son œuvre et donne un caractère de plus en plus contraignant (tendant vers une obligation réglementaire) à l'application du tutorat. Les investissements de forme dont il fait progressivement l'objet l'éloigne de pratiques empiriques singulières, ancrées dans l'immédiateté et limitées dans l'espace, pour le rapprocher d'un degré supérieur de stabilité, mais qui demeure localisée.

La généralisation de ce dispositif à un niveau national, fondée sur une habilitation ministérielle, n'est toutefois pas encore atteinte. Les constats établis par la Cour des comptes sur les défaillances du pilotage central de la santé scolaire et de la gestion des personnels infirmiers et médecins de l'Education nationale laissent présager que les infirmières scolaires ont encore des luttes à mener. Ces luttes seront probablement renforcées par des actrices investies dans une démarche réflexive sur leurs pratiques et sur leur situation professionnelle et institutionnelle collective, démarche que certaines d'entre elles ont entamée en s'inscrivant dans un parcours de formation universitaire dans le cadre du master « Ingénierie de la formation de formateurs » à l'université de Lorraine.

Bibliographie

Boulayoune Ali. (2012). « L'accompagnement : une mise en perspective », *Informations sociales*, vol. 1, n° 169, p.8-11.

Cour des comptes. (2020). « Les médecins et les personnels de santé scolaire », *Communication à la commission des finances, de l'économie générale et du contrôle budgétaire de l'Assemblée nationale*, Paris, mai, www.ccomptes.fr - @Courdescomptes

DGRH C1-1 (Sous-direction des études de gestion prévisionnelle, statutaires et de l'action sanitaire et sociale), 2010, *Monographie du corps des infirmiers*, Paris : ministère de l'Education nationale, de l'enseignement supérieur et de la recherche.

Darmon Muriel. (2010). *La socialisation*, Paris : Armand Colin.

Divay Sophie. (2012). « Etre infirmière à l'école : c'est faire un autre métier », *Sociologie santé*, mars, n°35, p.179-200.

Divay Sophie, Legendre Florence. (2014). « Introduction du Dossier "La transmission du métier" », *SociologieS* [En ligne], Dossiers, *La transmission du métier*. URL : http://journals.openedition.org/sociologies/4540

Divay Sophie. (2019) « Une étape marquante de la socialisation professionnelle : les soignants devenant des "faisant de cadres" à l'hôpital ». (pp.151-176). In Demazière Didier, Morrissette Joëlle, Zune Marc, *La socialisation professionnelle au cœur des situations de travail*, Toulouse, Editions Octarès,.

Gindt-Ducros Agnès. (2010). « Médecin de l'Education nationale : entre reconnaissance et professionnalisation », Université Paris 8 Vincennes Saint-Denis, *Travaux et documents*, n°49.

Goffman Erving. (1974). *Les rites d'interaction*. Paris : Editions de Minuit.

Strauss Anselm, Corbin Juliet. (1990). *Basics of Qualitative Research: Grounded Theory Procedures and Techniques*, Michigan University, SAGE Publications

Strauss Anselm. (1992). *La Trame de la Négociation : Sociologie Qualitative et Interactionnisme*, édité par Isabelle Baszanger, Paris : l'Harmattan.

Thévenot Laurent. (1986). « Les investissements de forme ». (pp.21-71). In Thévenot, L. (éd.), *Conventions économiques*, Paris, Presses Universitaires de France, (Cahiers de Centre d'Etude de l'Emploi).

Cinquième atelier

Promouvoir les compétences psychosociales au cœur des actions thérapeutiques et/ou éducatives

Analyse réalisée par Laurence DEDIEU
(MCF en Biologie/SEF, unité de recherche Cérep) à partir du travail mené en atelier et avec la participation de : M. Szymkoviak, V. Catalogna, A. Mangin, K. Ortis, A-G. Bellanger, C. Fritz, M. Martin.

Introduction

Les infirmières et infirmiers de l'Education Nationale (E.N.) sont des acteurs clés du système éducatif français. Selon les conditions prévues dans **l'article L4311-1** du code de la santé publique, ils participent à la mise en œuvre de la politique de santé publique. Lorsqu'ils sont affectés dans un établissement scolaire, ils assurent cette mission auprès des élèves et des étudiants en participant à la mise en œuvre d'actions éducatives individuelles (accompagnement et suivi personnalisé des élèves tout au long de leur parcours) ou collectives. Cette mission, fondée sur le concept de promotion de la santé définie dans la charte d'Ottawa de 1986, vise à donner aux élèves mais aussi plus globalement à la communauté éducative *« les moyens d'assurer un plus grand contrôle sur leur propre santé et d'améliorer celle-ci »*. La santé est ici considérée non pas comme un objectif à atteindre mais comme une ressource permettant à un individu ou un groupe, *« d'une part de réaliser ses ambitions et satisfaire ses besoins et d'autre part, d'évoluer avec son* *milieu et s'adapter à celui-ci.* ». La promotion de la santé vise donc une autonomisation des sujets, un renforcement de leur pouvoir d'agir, que les anglo-saxons nomment *empowerment*, et repose pour ce faire, sur le développement des compétences psychosociales (CPS). Ces compétences se définissent comme « *la capacité d'une personne à répondre avec efficacité aux exigences et aux épreuves de la vie quotidienne* » ou encore comme « *l'aptitude d'une personne à maintenir un état de bien-être mental, en adoptant un comportement approprié et positif à l'occasion des relations entretenues avec les autres, sa propre culture et son environnement* » (OMS, 1993). La prise en compte des CPS dans les actions éducatives est aujourd'hui considérée comme un enjeu majeur par tous les acteurs de la promotion de la santé, en particulier le personnel infirmier de l'E.N. De quelle manière cette prise en compte influence-t-elle la singularité d'un métier historiquement centré sur le soin (le « cure ») ? Doit-on considérer le travail réalisé par les infirmières et infirmiers de l'E.N. sur les CPS comme relevant exclusivement du prendre soin (le « care ») ? Travailler les CPS peut-il aussi s'inscrire dans le thérapeutique ?

En quoi les infirmières et infirmiers de l'E.N. sont-ils légitimes pour assurer ce travail sur les CPS ? D'où tirent-ils leur légitimité ? Quelles compétences professionnelles mobilisent-t-ils ? Comment la formation les prépare-t-elle à exercer cette mission ? Quels sont les points forts ? Les faiblesses ? Quelles évolutions doivent être envisagées ?

Ces questions ont été débattues lors d'un atelier qui a rassemblé 16 participants, infirmières et infirmiers de l'E.N. titulaires ou contractuels et conseillers techniques départementaux.

Le travail sur les CPS, pas si ancien, pas si nouveau que cela pour les infirmières et les infirmiers de l'éducation nationale !

Bien que les CPS aient été définies dans les années 90, leur prise en compte en France a été longue à se mettre en place. C'est seulement à partir des années 2000, avec la publication de synthèses de recherches émanant notamment de l'INSERM, que des recommandations sont faites par la Mission Interministérielle de Lutte contre les Drogues et les Toxicomanies (MILDT aujourd'hui MILDECA, Mission Interministérielle de Lutte contre les Drogues et les Conduites Addictives). Au sein de l'E.N., en 2006, le socle commun de connaissances et de compétences introduit les CPS au travers des piliers 6 (compétences sociales et civiques) et 7 (compétences d'autonomie et d'initiative). Toutefois le terme « CPS » n'apparaît pas dans le socle et les enseignants mettent en place des actions pédagogiques principalement avec une visée d'amélioration du vivre ensemble et du climat scolaire plutôt que de la santé des élèves. Les infirmières et infirmiers de l'E.N. mobilisent déjà les CPS, notamment en entretiens individuels avec les élèves, mais leur discours ne fait pas écho chez les enseignants qui, certes travaillent des CPS mais sans en avoir conscience car ils méconnaissent ce concept. À partir des années 2010, les CPS sont inscrites dans les politiques publiques. À l'E.N., elles sont désormais bien présentes dans les programmes scolaires, le socle commun de connaissances, de compétences et de culture (Décret n°2015-372 du 31 mars 2015), le parcours éducatif de santé (créé par la loi n° 2013-595 du 8 juillet 2013 d'orientation et de programmation pour la refondation de l'école de la République) mis en place à la rentrée 2016, et plus récemment le Vademecum « L'école promotrice de santé » (février 2020).

Cependant, bien que présentes dans ces différents textes institutionnels, les CPS demeurent mal identifiées par les enseignants. Le rôle du personnel infirmier pourrait être alors de les aider à mieux les repérer afin de leur permettre de se construire un premier niveau de compréhension du concept.

En quoi le travail sur les CPS singularise-t-il le métier d'infirmières et d'infirmiers de l'E.N ?

Les représentations sur le métier d'infirmières et infirmiers de l'E.N. sont contrastées entre une vision centrée sur le soin ayant pour cadre de référence celui des métiers de la santé et une vision centrée sur l'éducation et la prévention. Cette apparente opposition questionne l'identité professionnelle des sujets et la spécificité d'un métier d'entre deux où le soin glisse vers l'éducation et la prévention. Ce glissement n'a-t-il pas dépouillé l'infirmière et l'infirmier de l'E.N. de leur mission première ? Le thérapeutique a-t-il encore sa place dans l'exercice du métier ?

La question ne se pose pas quand il s'agit d'accueillir et prendre en charge un élève souffrant d'une pathologie (diabète, asthme...) mais qu'en est-il pour les autres activités ?

La littérature abondante sur l'accompagnement thérapeutique des malades peut laisser penser que le thérapeutique est relié au pathologique. Cependant, les participants de l'atelier en proposent une autre définition, plus large, qui met en avant l'idée d'accompagnement de l'élève « quand quelque chose dysfonctionne », pas forcément d'un seul point de vue physiologique. Ce dysfonctionnement peut en effet être en relation avec un mal être ou encore un problème de harcèlement dans une classe. Dans ce cas, le thérapeutique ne vise pas forcément une guérison mais a une visée d'amélioration ou de réparation. Pour revenir sur l'exemple précédent, les interventions mobilisant les CPS réalisées dans une classe pour favoriser le mieux-être et rétablir des relations apaisées entre les élèves, s'inscriraient bien dans une démarche thérapeutique parce qu'elle vise à « réparer » les conséquences d'une situation. Plus globalement, toutes les interventions qui permettent de faire vivre, de mettre en scène ou de travailler les CPS, qu'elles fassent l'objet d'actions individuelles (entretien, consultation) ou d'actions collectives, qu'elles prennent place en aval ou en amont d'un problème de santé, pourraient avoir une telle visée thérapeutique. Finalement, les participants de l'atelier s'accordent sur le fait que le thérapeutique est bien au cœur de leur mission.

Cette conception du thérapeutique est à mettre en relation avec la vision holistique de la santé prenant en compte les dimensions biologique, psychologique et sociale du sujet (OMS, 1986), et qui vise en premier lieu son émancipation (*empowerment*) c'est-à-dire le renforcement de sa capacité à faire ses propres choix (Wallerstein, 2006). Cette vision, adoptée depuis plus de 30 ans comme modèle de référence de santé dans la formation initiale en fait certainement un élément de spécificité du métier d'infirmière ou infirmier de l'E.N. par rapport à d'autres contextes d'exercice ou d'autres métiers du soin, autocentrés sur le pathologique.

Les participants à l'atelier vont plus loin en considérant que le travail sur les CPS est ce qui légitime leur mission éducative. *« Notre légitimité est beaucoup plus large, et justement ne se limite pas au thérapeutique, et le développement des CPS, l'émergence de ces notions vient vraiment..., ça nous ouvre des possibles ».* Le renforcement des CPS fait l'objet de recommandations de plus en plus claires et affirmées que ce soit au niveau des politiques publiques de santé en cohérence avec la stratégie nationale de santé, ou au niveau de l'institution scolaire en lien avec les programmes de la maternelle au lycée et le parcours éducatif de santé dans la visée des écoles promotrices de santé. *« Mais encore une fois notre légitimité elle est là quoi. On n'a rien à inventer, on n'a rien à écrire, c'est là. Il faut juste qu'on s'empare des missions. »*

Comment s'emparer de ce travail sur les CPS ? Quelle légitimité et quelle place pour l'infirmière et l'infirmier de l'EN ?

Comme dit précédemment, les infirmières et infirmiers de l'E.N. ont fait depuis longtemps le lien entre le développement des CPS d'une part et le bien-être, la santé et la réussite scolaire d'autre part. Ils ont un rôle majeur à jouer auprès des équipes enseignantes, éducatives et de direction, pas forcément sensibilisées à ces éléments.

Le travail sur les CPS ne peut être conçu ni mis en œuvre de manière solitaire. Il nécessite un cadre collaboratif avec les différents acteurs de l'établissement mais aussi, en dehors de celui-ci, avec les familles, voire le tissu associatif local. La mise en place d'une continuité avec les familles est considérée par les participants à l'atelier comme un enjeu majeur afin de garantir une certaine cohérence dans l'acte éducatif et afin de réduire les inégalités sociales. Toutefois le « comment faire » est loin d'être résolu et reste une préoccupation centrale.

La mise en place de collaborations dans et hors de l'établissement se heurte à de nombreux obstacles. Les participants de l'atelier signalent notamment la difficulté à intervenir en lycée, pas seulement en raison des contraintes organisationnelles, mais aussi en raison des réticences des enseignants qui ne perçoivent pas toujours l'intérêt de travailler les CPS malgré les arguments avancés (comme, par exemple, la gestion des émotions ou du stress pour améliorer les performances des élèves / étudiants lors des examens). Un même sentiment d'impuissance a pu être observé par certaines infirmières de l'atelier qui ont eu l'impression de ne pas être entendues, bien que n'ayant pas hésité à partager leurs observations lors de rencontres en CESC (Comité d'Education à la Santé et à la Citoyenneté). La connaissance superficielle de la mission infirmière de l'E.N. par les équipes éducatives d'établissement est une autre difficulté conduisant parfois à solliciter des partenaires extérieurs alors que les compétences existent en interne. D'où la nécessité pour les infirmières et infirmiers de l'E.N. de rendre lisible leur travail sur les CPS de façon à mieux se faire connaître et reconnaître.

Cela nécessite d'avoir développé des compétences relationnelles certaines. L'approche et la prise de contact sont des éléments à soigner particulièrement. Pour initier une réelle collaboration, mieux vaut privilégier la demande d'avis ou d'aide à l'enseignant et s'intéresser à ses pratiques plutôt que de lui demander d'emblée à investir son cours.

Passée cette phase d'approche, les participants à l'atelier reconnaissent que les enseignants sont finalement très demandeurs. L'important dans un premier temps est de leur faire vivre ces CPS. Si l'infirmière est à l'écoute de leurs besoins, les plus réceptifs acceptent de s'engager. Il est alors possible de s'appuyer sur eux pour initier des actions et impulser une dynamique d'établissement.

Les infirmières et infirmiers de l'E.N. ont aussi un rôle essentiel à jouer auprès des enseignants en termes d'approche et de posture. Le travail sur les CPS ne s'inscrit pas dans une relation pédagogique de « sachant / apprenant ». Il n'y a pas de bonne et de mauvaise réponse, juste une sincérité dans les propos qui sont échangés. Ce changement de paradigme peut être déstabilisant, aussi est-il important que les infirmières et infirmiers de l'E.N. proposent aux enseignants « d'autres façons de faire », permettant l'expression des élèves sans jugement et en garantissant le respect de chacun.

Dans le travail sur les CPS, les infirmières et infirmiers de l'E.N. pourraient aussi jouer un rôle de « passeur de connaissances » en relayant les travaux récents dans le domaine des neurosciences ou les travaux relatifs aux effets du renforcement des CPS sur le bien-être et la réussite des élèves.

Quelle est l'origine de cette légitimité ?

Plusieurs éléments légitiment les infirmières et infirmiers de l'E.N. dans leurs actions de développement des CPS :

- **leur formation**, en leur apportant la connaissance de l'enfant et de l'adolescent, une vision holistique de la santé et la connaissance des CPS, leur donne la capacité à identifier quelles CPS peuvent être travaillées, à quel âge et selon quelles modalités ;
- **leur positionnement au sein de l'institution et de l'établissement** car contrairement aux enseignants, les infirmières et infirmiers de l'E.N. ne sont pas soumis à la contrainte des programmes, ce qui leur procure une liberté sur les contenus abordés. Leur rôle propre leur donne une plus grande autonomie par rapport à un contexte hospitalier où le modèle sous prescription est dominant. Ce rôle propre pourrait, selon les participants de l'atelier, être un facteur favorisant l'investissement dans des actions de développement des CPS. Par ailleurs, le positionnement des infirmières et infirmiers de l'E.N. au sein de l'établissement favoriserait un rôle de conseiller technique auprès des enseignants, des équipes de direction et de vie scolaire, mais aussi un rôle de coordination permettant de créer du lien entre les acteurs, de prendre en compte les temporalités, d'organiser les actions avec un souci de cohérence et de co-construire avec les acteurs dans un esprit coopératif. Le CESC pourrait être un lieu d'expression de cette coordination tout en permettant de légitimer les actions

au regard des programmes scolaires qui définissent le cadre d'intervention des enseignants. Enfin, les infirmières et infirmiers de l'E.N. ont un positionnement singulier vis-à-vis de l'élève, différent de celui des enseignants. Ce positionnement, non influencé par un quelconque rapport hiérarchique, faciliterait la mise en place d'une relation de confiance et fondée sur la liberté de parole. De plus, l'expérience de la relation hiérarchique en milieu hospitalier permettrait aux infirmières et infirmiers de l'E.N. une meilleure compréhension de ce qui se joue dans la relation élève / enseignant ;

- **des compétences qui se construisent tout au long du parcours professionnel,** notamment dans le cadre de l'exercice du rôle propre qui amène les infirmières et infirmiers de l'E.N. à développer leur capacité d'adaptation aux publics ciblés, aux programmes scolaires ou encore aux impératifs et spécificités des formations. Il les amène également à apprendre à gérer l'inattendu, et pour cela à faire preuve d'écoute, de réceptivité, à partir des connaissances des élèves et à adapter leur discours à celles-ci, donc à faire preuve de réactivité ;
- **un cheminement personnel favorisant la prise de conscience par les infirmières ou infirmiers de l'E.N. de leurs propres CPS** et l'importance d'incarner celles-ci afin de pouvoir servir d'exemple aux enfants. Il faut que les CPS se vivent dans les équipes. Il faut que les adultes soient bien pour être bien avec leurs élèves et leur faire vivre ces CPS. Les infirmières et infirmiers de l'E.N. peuvent jouer un rôle essentiel dans cet accompagnement des équipes qui peut être le point de départ d'actions auprès des élèves.

La formation en question

Force est de constater sur le terrain que toutes les infirmières et infirmiers de l'E.N. ne s'emparent pas de ces questions liées au développement des CPS. Comment expliquer les disparités ? La formation est-elle en cause ?

Mabrouk Nekaa et Dominique Berger (2018) ont mis en évidence dans leurs travaux deux systèmes de conceptions chez les infirmières de l'E.N., l'un relié à un modèle biomédical de la santé, l'autre à un modèle humaniste. Ces différences de conceptions pourraient expliquer en partie les disparités observées. Les infirmières qui adhèrent au modèle biomédical sont généralement les plus jeunes ou celles ayant le moins d'ancienneté au sein de l'E.N. Elles ont une approche centrée sur les risques et proposent des interventions basées sur l'apport d'informations. Les infirmières qui adhèrent au modèle humaniste de la santé quant à elles, ont généralement acquis une expérience en milieu scolaire et mettent en œuvre des projets qui mobilisent un travail partenarial basé sur la citoyenneté et le renforcement des CPS.

Comme l'ont noté les participants à l'atelier, le parcours antérieur en contexte hospitalier du fait de la charge de travail et les cadences à respecter ne favorise pas l'expérimentation des CPS. Bien que comprenant leur importance, les « jeunes » infirmières peuvent ne pas se sentir suffisamment compétentes et donc légitimes pour les travailler avec les élèves.

La formation initiale peut-elle finalement préparer à l'exercice de ce rôle propre ? *« Autorise-t-elle à habiter ce rôle ? »*

Travailler sur les CPS dans le cadre d'activités éducatives nécessite d'avoir acquis des savoirs, des savoirs faire et des savoirs être. La formation initiale peut apporter les **savoirs** sur les concepts, la posture, l'éthique et la déontologie et peut permettre aussi de développer des **savoirs faire**, notamment méthodologiques comme des compétences sur la démarche de projet, sur les techniques d'animation, sur la connaissance d'outils pédagogiques et la manière de les utiliser. Mais qu'en est-il des **savoirs être ?** La présence, l'écoute, une certaine réactivité, la créativité... Ces savoirs être sont essentiels car ils contribuent à renforcer l'estime de soi, la confiance en soi et l'engagement dans les actions. Chez certaines personnes, ils sont déjà là, forgés par le parcours de vie tandis que chez d'autres, ils devront être travaillés. La formation initiale est-elle le cadre pour cela ? C'est certes un cadre nécessaire mais pas suffisant car l'acquisition de ces savoirs être nécessite du temps, un cheminement plus ou moins long, selon sa sensibilité, sa capacité au changement, sa capacité à sortir d'une forme de confort, d'une logique sécurisante de prescription fondée sur un modèle relationnel hiérarchique pour faire preuve d'initiative, de créativité, d'adaptation, d'engagement vers et avec les autres. La formation initiale ne peut pas tout. Elle ne peut pas préparer non plus à tous les imprévus, l'annonce d'une intention suicidaire, des confidences faisant entrer dans l'intimité d'une famille et bousculant la nature du rapport à l'autre, l'élève en l'occurrence dans une relation transformée par rapport à la relation au patient vécue en milieu hospitalier. Quel positionnement adopter ? La formation initiale peut-elle réellement y préparer ?

Vers quel dispositif de formation aller ?

Les participants à l'atelier expriment leur souhait de voir évoluer la formation de façon à permettre une meilleure adaptation à la prise de poste et ses spécificités. Constat est fait qu'aujourd'hui de jeunes infirmières fraîchement sorties des IFSI s'orientent par choix vers l'E.N. Toutefois, leur conception du métier est souvent décalée par rapport à la réalité et dominée par une vision prescriptive de la prévention et de l'éducation pour la santé centrée sur la transmission de connaissances (Nekaa & Berger, 2018). La formation initiale doit bien sûr prendre en compte ces conceptions pour les faire évoluer. Les participants à l'atelier suggèrent également d'autres pistes :

- **proposer aux personnels des formations sur le développement de leurs propres CPS** pour leur permettre de s'auto-évaluer. Ce travail personnel semble être un préalable indispensable à tout engagement dans des actions auprès des élèves en même temps qu'il pourrait déclencher une prise de conscience donnant du sens à cet engagement ;
- **intégrer un tutorat ou accompagnement** à la prise de poste pour favoriser le développement d'une posture de travail sur les CPS. Ce tutorat permettrait également de réduire l'isolement dont souffrent de nombreux infirmières et infirmiers de l'E.N. en début de carrière (Nekaa & Berger, 2018). Cet isolement géographique se double d'une absence d'espace de partage et d'échange de pratiques avec les pairs, et est souvent vécu comme un empêchement dans le développement professionnel. Cette situation est particulièrement problématique pour les contractuels, mobilisés principalement par leurs chefs d'établissement sur les questions d'urgence (PAI, PAP, etc.) et qui souvent ne restent pas plus d'un an dans le même établissement, ce qui rend impossible la mise en œuvre de projets éducatifs exigeant à la fois une temporalité plus longue et la constitution d'un collectif de travail.

Les participants de l'atelier proposent finalement d'aller vers un modèle de formation reposant sur un continuum permettant de mieux prendre en compte les parcours et les rythmes d'évolution de chacun.

Conclusion

Comme le souligne Jean-Paul Gaillard dans son ouvrage « Enfants et adolescents en mutation » (2016), nous vivons aujourd'hui une mutation sociétale qui place l'Ecole face à une urgence, celle de changer de logique sur « sa façon d'être avec les élèves » car ces derniers ont muté. Il s'agit de sortir d'une logique de l'injonction à obéir et apprendre « bien sagement » pour aller vers une logique de l'injonction à penser. Ce changement de logique nécessite de la part des adultes à leur contact un changement de posture qui questionne l'autorité, l'horizontalité de la relation, la bienveillance et finalement aussi, en écho avec la communication de Loïc Chalmel dans ce colloque, l'importance relative du « moi social » visant l'adaptation de l'individu à la vie sociale et au respect de ses règles et du « moi authentique » caractérisant l'individu avec ses aspirations, ses besoins et ses envies. L'école française a mis jusque-là l'accent sur le développement du « moi social ». Or certains jeunes ne parviennent pas à se conformer au modèle social dominant et se retrouvent en souffrance. Le développement du « moi social » est une préoccupation forte chez les enseignants, impulsée elle-même par l'institution scolaire, pression dont les infirmières et les infirmiers de l'E.N. se disent préservés. Leur parcours de formation, leur cheminement personnel les a aussi conduits à comprendre l'importance de cultiver le « moi authentique ». De ce fait, ils pourraient jouer un rôle de premier plan pour accompagner les enfants et les jeunes dans leur développement personnel, leur bien-être et leur réussite. Le travail sur les CPS, qu'ils peuvent initier, piloter, faire vivre au sein des établissements, leur offre une belle opportunité pour habiter leur rôle propre.

Bibliographie

Chalmel, L. (2021). « Accompagner la souffrance des élèves au quotidien entre *cure* et *care*. Faut-il pour ce faire risquer le pédagogique ? » (pp.49-63). In Frisch, M. (Dir.). Actes du colloque *Infirmières et infirmiers de l'éducation nationale : une nouvelle spécialité ? Emergences et premiers résultats pour une recherche-action*, Nancy, le 10 mai 2019.

Gaillard, J-P. (2016). *Enfants et adolescents en mutation. Mode d'emploi pour les parents, éducateurs, enseignants et thérapeutes.* Paris : ESF.

Nekaa, M. & Berger, D. (2018). Les infirmières de l'Éducation nationale en France : une étude mixte sur les pratiques en éducation et promotion de la santé. *Recherche en soins infirmiers*, 135(4), 14-29. doi:10.3917/rsi.135.0014.

ORGANISATION MONDIALE DE LA SANTE (OMS). Charte d'Ottawa, OMS Europe, Copenhague, 1986.

ORGANISATION MONDIALE DE LA SANTE (OMS), UNESCO. *Life skills education in schools.* Genève, 1993.

Wallerstein, N. (2006). *What is the evidence on effectiveness of empowerment to improve health?* Copenhagen, WHO Regional Office for Europe (Health Evidence Network report; http://www.euro.who.int/Document/E88086.pdf, access

Conclusion générale :

Premiers résultats de recherche caractérisant une spécialité

Christine GRANGÉ et Muriel FRISCH

Ce colloque constitue une innovation historique en rapprochant les pratiques infirmières de terrain des INFENES et le domaine de la recherche universitaire avec les chercheurs du laboratoire CEREP de l'Université Reims Champagne-Ardenne. Le travail en commun entre ces deux sphères, maintenues à bonne distance en France pendant des décennies, nous permet de tenter de rendre compte, d'identifier, de produire, de valoriser du et des savoirs expérientiels, de rendre visible l'invisibilité des INFENES.

Il s'agit là d'une propulsion de l'exercice infirmier singulier à l'éducation nationale très souvent empreint de représentations sociales péjoratives dans l'inclusion de la profession au sein du cursus universitaire. Ce résultat est en partie dû au développement des AAPP (Ateliers d'Analyses de Pratiques Professionnelles) dans l'académie de Nancy-Metz, construisant progressivement des formes « d'efficacité réflexive » (Frisch, Paragot, 2016)[1] des praticiens.

[1] In Frisch, Muriel. (Dir.) (2016). *Emergences en didactiques pour les métiers de l'humain.* Paris : L'Harmattan.

La normativité sociale des infirmières, forgée dès la formation initiale, est en général largement envisagée dans un stéréotype d'auxiliaire médicale féminin pratiquant prioritairement des actes techniques le plus souvent prescrits, accessoirement dans une dimension d'humanité, de caring, lorsque la temporalité du soin l'autorise.

En France, la formation initiale des infirmières est dispensée depuis 1928 dans des écoles d'infirmières qui deviendront des instituts de formation en soins infirmiers (IFSI) formant des étudiants en soins infirmiers pour donner suite au processus de Bologne en 1992.

Le 21° siècle marque pour les infirmières françaises des évolutions notables avec la création d'un ordre professionnel en 2006, le changement de formation initiale calqué sur le schéma universitaire, (en 2009 le cursus infirmier bénéficie d'une révision de l'enseignement en ECTS, pour véritablement et théoriquement entrer dans un processus d' enseignement universitaire), la suppression du concours d'entrée en IFSI, la validation d'ECTS pour la validation d'un diplôme d'état de grade licence au bout de 3 années d'études, la création d'un diplôme d'infirmier de pratique avancée depuis juillet 2019 et celle de la discipline des sciences infirmières depuis octobre 2019 au sein du conseil national des universités. Cela signifie l'ouverture de la voie pour obtenir le titre de docteur en Sciences infirmières et faire advenir les sciences infirmières comme discipline académique.

Nous avons donc travaillé au carrefour des pratiques professionnelles de la formation et de la recherche et nous avons contribué à développer une posture et une culture de la recherche en soins et pratiques infirmier(e)s dans une optique multi référencée, ici, Sciences de l'éducation et de la formation, Sciences infirmières, et, pratiques professionnelles de références, en particulier les pratiques éducatives en santé. L'optique de travail se réalise en complémentarité entre des disciplines concernant la santé publique, les sciences de l'éducation et de la formation.

Nous avons exposé, notamment avec les conférences introductives, des problèmes politiques, par exemple la difficulté en France de considérer et d'instaurer une véritable politique de prévention, la difficulté de lutter contre une forme d'hospitalocentrisme. Nous avons souligné également des optiques divergentes parfois, par exemple celle de développer des parcours de santé dédiés plus que de développer une réponse intégrée.

Nous avons pointé des représentations ancrées qui affectent la légitimité professionnelle comme celles qui consistent à penser que les infirmières de l'éducation nationale ne soignent pas. En privilégiant ainsi souvent des conceptions biomédicales. Ce qui nous a permis de réfléchir à des enjeux pour la profession, tels ceux de muter d'une approche hyper rationnelle (focalisée sur des techniques médicales) à une approche plus humaniste, de travailler autour des tensions entre Cure et Care, entre soin technique et soin relationnel, la nécessité de s'adapter à un nouveau lieu et à une nouvelle organisation professionnelle.

La fonction de conseillère des directions des établissements et des équipes éducatives ne va pas de soi. Les professionnel.le.s infirmier.es ici sont aussi des formatrices et formateurs. Celles et ceux qui ont participé à cette aventure ont grandement permis de faire éclore l'ensemble des savoirs et constructions rassemblés dans cet ouvrage. Il faut comprendre que la visée qui consiste à rendre visible une spécificité pour faire valoir un savoir professionnel à l'interface de plusieurs champs n'est pas en contradiction avec le fait de considérer que ce/cette professionnel.le infirmier.e soit membre de la communauté élargie de l'établissement. Ce n'est pas une marginalisation mais un travail essentiel à mener pour comprendre la nature et la substance de ce qui fonde l'exercice professionnel en question en plus des prescriptions et missions. Nous appellerions plutôt cela une forme de « spécialisme ».

Dans ce travail (accompagnement en formation, en recherche, préparation du colloque, feed-back sur l'évènement et production d'écrits) nous avons assumé la possible mise en place d'un cursus inspiré du cursus d'infirmier de pratique avancée mais aussi de pratique autonome. En effet, l'exercice professionnel des INFENES pourrait constituer une pratique avancée et bénéficier d'objets de parcours dédiés et intégrés dans le champ de pratique de l'éducation nationale.

Il reposerait sur des transpositions, contre-transposition et adaptations des sciences et des pratiques de référence. La formation et la recherche constituant un levier de transformation dans une perspective curriculaire.

Le dispositif complexe d'Analyse des Pratiques Professionnelles proposé prenant appui sur des situations mobilisatrices de travail, devient une composante du processus de formation de la profession avec la mise en place d'une Posture réflexive et de recherche.

Il est un moyen d'accompagner : les constructions identitaires et d'aborder la gestion de la reconnaissance sociale dans le processus de professionnalisation ; des formes de développement de compréhension « pour soi » et « pour autrui » ; l'adhésion collective, progressive en contre-transposition ; la promotion individuelle : une étape de transformation particulière de l'infirmier(e) à l'infirmier(e) de l'éducation nationale ; de « produire » du développement professionnel, des formateurs et des formatrices dans les métiers de l'humain.

Il peut aussi constituer un « modèle », une matrice de référence à proposer en formation aux infirmier(e)s de l'Education Nationale dans un cadre national et harmonisé, adapté, cohérent pour contribuer à installer une politique de prévention individuelle et collective qui articule Ecole et milieux de vie extra-scolaires.

Nous avons ensemble et en recherche dégagé des objets professionnels qui ont permis de constituer des ateliers de réflexion proposés au colloque : la question de l'« Identité professionnelle », l'objet de formation « Les Démarches cliniques », le dispositif de « Tutorat et Accompagnement à la professionnalisation », la question de la « Promotion de la santé : par les compétences psychosociales ».

Nous avons rendu visible collectivement, en co-construction, et, dans une visée transformatrice, la spécialité, les spécificités, une culture entre le Cure et le Care, par l'analyse de pratiques effectives et des formes d'efficacités réflexives.

En envisageant l'exercice professionnel des INFENES, nous révélons que les pratiques infirmières sont majoritairement réalisées sur le rôle propre autonome dans différentes activités comme les consultations infirmières, les dépistages, les actions de promotion et d'éducation à la santé. Le public ici est composé d'enfants et d'adolescents en développement, le plus souvent mineurs et apathologiques. L'arrivée dans ce nouveau contexte de travail nécessite un accompagnement, un tutorat dans un processus d'acculturation.

Tout le monde à sa manière s'accorde à dire qu'il est important de développer une attitude réflexive et de recherche par rapport à son action, ses moyens d'action et ainsi développer son professionnalisme. Cette adaptation va développer une nouvelle identité professionnelle métisse (éducation et santé) en mobilisant une habileté métis (au sens grec ancien) d'intelligence rusée. Métier de l'humain ô combien métier de l'impossible car réunissant deux des trois composantes définies par Freud : Soigner, éduquer et gouverner.

Concrètement si nous essayons de reprendre quelques résultats de recherche sous forme synthétique dans cette conclusion pour « répondre » aux questions que nous nous sommes posées, quels sont-ils ?

Quelles seraient les spécificités de cette profession organisée entre le cure et le care ?

Cette spécificité professionnelle repose sur le travail spécifique mené à la charnière de l'éducation et de la santé, qui s'ancre sur un socle commun culturel, sur une culture professionnelle commune : le soin relationnel. Le travail d'équipe et de co-construction professionnelle autour des besoins des enseignants, de l'enfant et de l'alliance parentale y est fondamental. Il s'agit pour ce métier de l'humain de prendre soin dans le temps clinique de la consultation infirmier(e), dans l'organisation et le système éducatif tout en tenant compte des milieux de vie hors de l'école. Les pratiques collectives permettent de sortir de l'isolement. Cette profession est au cœur de la question d'une Ecole inclusive. Elle intègre des savoirs experts comme ceux liés aux démarches cliniques et de hauts raisonnements cliniques qui nécessitent de considérer les transitions technologiques. L'idée d'accompagnement de l'élève « quand quelque chose dysfonctionne » et pas seulement d'un point de vue physiologique ou quand il grandit est mise en avant comme ce qui fonde aussi une spécificité. Ce dysfonctionnement peut avoir des étiologies diverses. Tout comme la conception du thérapeutique évoquée, car la proposition est d'intégrer au thérapeutique le « mieux-être » et le fait de « rétablir des relations apaisées » notamment par le travail autour des compétences psychosociales. Ainsi par le prisme des compétences psychosociales, s'ajoute à la considération holistique de la santé et à l'approche éducative et pédagogique spécifique qu'elles requièrent, l'exigence d'une posture éthique. La pratique infirmière relative au renforcement des compétences psychosociales qu'elle soit réalisée en approche individuelle ou collective a donc ici pour caractéristique majeure de délivrer un soin visant à son tour un processus de construction des capacités d'empowerment de l'individu ou d'un groupe d'individus.

C'est donc un soin décliné aussi en un accompagnement qui s'inscrit dans un parcours de vie et qui nécessite d'intégrer l'incontournable notion de temporalité liée au cheminement nécessaire d'appropriation de savoirs et de capacités sans pouvoir évaluer quantitativement et immédiatement les résultats.

Des formes d'efficacités professionnelles ont été pointées, comme par exemple celle de promouvoir des gestes adaptés, reposant sur une relation de confiance, sur « du cure » et « du care » du soignant vers le patient dans une situation. Elles jouent un rôle important auprès des enseignants en termes d'approche et de posture. Elles pourraient aussi développer un rôle de conseiller technique auprès des enseignants, des équipes de direction et de vie scolaire ainsi qu'un rôle de coordination.

En quoi les ateliers ont engagé un processus réflexif ?

Les formateurs ont questionné leur propre pratique, la pratique des autres et ont aussi progressivement questionné les champs théoriques de références.

Nous prenons conscience par exemple de l'héritage d'un point de vue historique et épistémologique de l'évolution de la santé à l'école qui impacte fortement l'exercice professionnel contemporain, à quel point il est prédictif d'une forme de normativité sociale de ce qui est attendu des infirmier-e-s, et dont certains éléments émergent lors des ateliers d'analyse des pratiques professionnelles (AAPP).

Nous prenons conscience dans le cours du travail, autre exemple, à quel point le dispositif de « Tutorat et d'Accompagnement à la professionnalisation » est un outil de lutte contre l'isolement, combien il permet la transmission par les tutrices des ressorts d'un positionnement adapté. Une construction de savoir s'élabore, celle par exemple d'une ébauche de typologie des situations d'interactions professionnelles dans les dispositifs dits de tutorat. On constate des processus de réflexion mis en œuvre, par exemple lorsque le premier exposant de l'atelier « Démarches cliniques » après lecture de la rédaction de notre chapitre, réécrira en après-coup, à titre individuel, son ambition avec cet atelier. On voit bien le processus de réflexion à l'œuvre et le travail d'appropriation qui se poursuit après l'évènement.

Quelles manifestations d'efficacités réflexives mises en œuvre ?

Les acteurs identifient progressivement l'importance de l'analyse de leur propre rôle, de leurs propres pratiques et de celles d'autrui au cours de la recherche. Ils vont par exemple problématiser à partir d'un constat, d'une intuition le rôle fondamental qu'exercent leurs notes professionnelles. Elles constituent un véritable enjeu relationnel au cœur du travail en équipe.

Ils sont confrontés à l'importance de l'utilisation de certains concepts et du travail de catégorisation, d'abstraction pour comprendre la pratique professionnelle et la transformer. Le travail de conceptualisation indispensable à l'expertise réflexive permet de dégager des « blocs émergents » qui éclairent et questionnent les pratiques singulières. Des formes de « Distance de professionnalité » entre les deux espaces internes le « soi personnel » et le « soi professionnel » ainsi que des formes de compréhension « pour soi » et « pour autrui » s'opèrent et signifient l'expertise construite dans les métiers de l'humain.

Les savoirs professionnels disponibles aujourd'hui sont pour une part construits à partir des situations vécues par les professionnelles. Le caring constituant quasi exclusivement l'activité professionnelle infirmière à l'EN, notamment lors de la consultation infirmière. La consultation infirmière à l'EN, réalisée en autonomie, constitue la temporalité pendant laquelle l'infirmière va réaliser sa démarche de haut raisonnement clinique auprès d'un enfant en développement dans une dimension de co-éducation et de partenariat.

Nous avons-mis en œuvre un travail en contre-transposition. Grâce à ce travail de contre transposition didactique, deux manifestations d'efficacité réflexive ont été élucidées. L'une reposant sur le rôle de « cari-tienne » qu'exerce l'infirmière à l'EN en autonomie, l'autre étant liée au contexte éducatif collaboratif dans un objectif de promotion de la santé.

Table des matières

LES ANALYSES RÉALISÉES À PARTIR DES ATELIERS

Dernières parutions

Jean-Marc PARAGOT. *Chroniques du Confinement. Du soi professionnel confiné au soi personnel continué*. Préface de Mireille Cifali, 2020.

Justine BRETON. *J'ai appris et été heureux. L'éducation chez T.H. White*. Préface de François Gallix, 2020.

Muriel FRISCH. *Didactique de l'Information-Documentation et développement d'une posture de recherche dans les métiers de l'humain et en intelligence collective...* Paris : L'Harmattan, Préface de Richard Wittorski, 2020.

Bernard COULIBALY. *Approche socioculturelle de l'appropriation des dispositifs techno-pédagogiques en contexte universitaire*. Paris : L'Harmattan, Préface de Bruno De Lièvre, 2019.

Guillaume LEONARD et Jean-François MANIL. *Le stage d'insertion socio-professionnelle des enseignants stagiaires au Grand-Duché du Luxembourg*. Contour d'une identité professionnelle en construction. Paris : L'Harmattan, Préface d'Henri-Louis Go, 2018.

Karine BECU-ROBINAULT. *Le geste, la parole et l'écrit. Analyse des interactions en classe de physique*. Paris : L'Harmattan, Préface de Patrice Venturini, 2018.

Muriel FRISCH (dir.). *Construction de savoirs et de dispositifs*. Paris : L'Harmattan, Préface de Loïc Chalmel, 2018.

Jacqueline BACHA, Sandoss BEN ABID-ZARROUK, Latifa KADI-KSOURI et Abdelouahad MABROUR. *Innovation pédagogique à l'université*. Paris : L'Harmattan. Préface de Jacques Wallet & Sandoss Ben Abid-Zarrouk, 2018.

Jacqueline BACHA, Sandoss BEN ABID-ZARROUK, Latifa KADI-KSOURI et Abdelouahad MABROUR. *Intégration des TIC dans les universités maghrébines : discours, représentations, réalités...*. Paris : L'Harmattan, Préface de Christian Depover, 2018.

Karine FRANCOIS. *Le traitement des erreurs en situation contextualisée. Approches didactique, pédagogique et en formation professionnelle*. Paris : l'Harmattan, Préface de Muriel Frisch, 2017.

Muriel FRISCH. *Émergences en didactiques pour les métiers de l'humain*. Paris : l'Harmattan, Préface de Rosine Galluzzo-Dafflon, 2016.

Jacqueline BACHA, Sandoss BEN ABID-ZARROUK, Latifa KADI-KSOURI et Abdelouahad. MABROUR. *Penser les TICE dans les universités du Maghreb*. Paris : l'Harmattan, Préface de Saeed Paivandi, 2016.

Jacky WATTEBLED. *Les savoirs pour courir autrement. Etude d'un dispositif didactique*. Paris : L'Harmattan, Préface de Gérard Vergnaud, 2015.

Sandoss BEN ABID-ZARROUK. *Estimer l'efficacité en éducation*. Paris : L'Harmattan, Préface d'Alain Mingat, 2015.

Muriel FRISCH (dir.). *Le réseau IDEKI. Objets de recherche d'éducation émergents, problématisés, mis en tension, réélaborés*. Paris : l'Harmattan, Préface de Joël Lebeaume, 2014.

Jean-Marc PARAGOT. *Parcours d'un responsable de formation. Du métier vers la profession*. Paris : l'Harmattan, Préface d'Antoine Zapata, 2014.

Muriel FRISCH (dir.). *IDEKI, Didactiques et Métiers de l'humain, de la relation ». Nouveaux espaces et dispositifs en question, Nouveaux horizons en formation et en recherche : objets de recherche et pratiques « en écloserie »*. Paris : l'Harmattan, Préface de Franc Morandi, 2013.

Sandoss BEN ABID-ZARROUK. *Efficacité de l'enseignement à distance : mythe ou réalité ?*. Paris : L'Harmattan, Préface de Pascal Marquet, 2013.

Structures éditoriales du groupe L'Harmattan

L'Harmattan Italie
Via degli Artisti, 15
10124 Torino
harmattan.italia@gmail.com

L'Harmattan Hongrie
Kossuth l. u. 14-16.
1053 Budapest
harmattan@harmattan.hu

L'Harmattan Sénégal
10 VDN en face Mermoz
BP 45034 Dakar-Fann
senharmattan@gmail.com

L'Harmattan Cameroun
TSINGA/FECAFOOT
BP 11486 Yaoundé
inkoukam@gmail.com

L'Harmattan Burkina Faso
Achille Somé – tengnule@hotmail.fr

L'Harmattan Guinée
Almamya, rue KA 028 OKB Agency
BP 3470 Conakry
harmattanguinee@yahoo.fr

L'Harmattan RDC
185, avenue Nyangwe
Commune de Lingwala – Kinshasa
matangilamusadila@yahoo.fr

L'Harmattan Congo
67, boulevard Denis-Sassou-N'Guesso
BP 2874 Brazzaville
harmattan.congo@yahoo.fr

L'Harmattan Mali
Sirakoro-Meguetana V31
Bamako
syllaka@yahoo.fr

L'Harmattan Togo
Djidjole – Lomé
Maison Amela
face EPP BATOME
ddamela@aol.com

L'Harmattan Côte d'Ivoire
Résidence Karl – Cité des Arts
Abidjan-Cocody
03 BP 1588 Abidjan
espace_harmattan.ci@hotmail.fr

L'Harmattan Algérie
22, rue Moulay-Mohamed
31000 Oran
info2@harmattan-algerie.com

L'Harmattan Maroc
5, rue Ferrane-Kouicha, Talaâ-Elkbira
Chrableyine, Fès-Médine
30000 Fès
harmattan.maroc@gmail.com

Nos librairies en France

Librairie internationale
16, rue des Écoles – 75005 Paris
librairie.internationale@harmattan.fr
01 40 46 79 11
www.librairieharmattan.com

Librairie l'Espace Harmattan
21 bis, rue des Écoles – 75005 Paris
librairie.espace@harmattan.fr
01 43 29 49 42

Lib. sciences humaines & histoire
21, rue des Écoles – 75005 Paris
librairie.sh@harmattan.fr
01 46 34 13 71
www.librairieharmattansh.com

Lib. Méditerranée & Moyen-Orient
7, rue des Carmes – 75005 Paris
librairie.mediterranee@harmattan.fr
01 43 29 71 15

Librairie Le Lucernaire
53, rue Notre-Dame-des-Champs – 75006 Paris
librairie@lucernaire.fr
01 42 22 67 13

www.ingramcontent.com/pod-product-compliance
Lightning Source LLC
LaVergne TN
LVHW010918051026
849532LV00003B/753